唐氏综合征儿童词汇理解能力研究

A Study on the Ability of Vocabulary
Comprehension of Children with Down Syndrome

林青 著

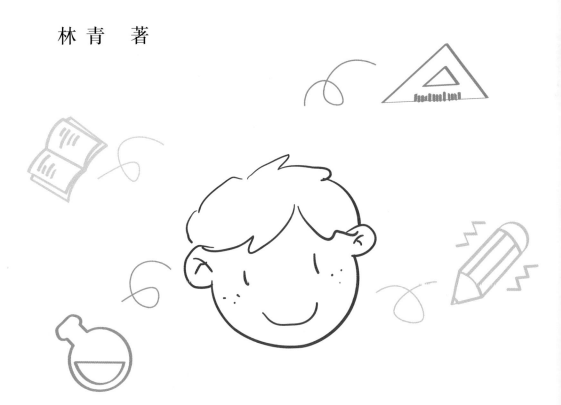

中国社会科学出版社

图书在版编目（CIP）数据

唐氏综合征儿童词汇理解能力研究／林青著 . —北京：中国社会科学出版社，
2024.5

ISBN 978-7-5227-3523-8

Ⅰ.①唐…　Ⅱ.①林…　Ⅲ.①唐氏综合征—言语障碍—儿童教育—研究
Ⅳ.①R596.1②G762

中国国家版本馆 CIP 数据核字（2024）第 091519 号

出 版 人	赵剑英
责任编辑	郭如玥
责任校对	夏慧萍
责任印制	郝美娜

出　　　版	中国社会科学出版社
社　　　址	北京鼓楼西大街甲 158 号
邮　　　编	100720
网　　　址	http：//www.csspw.cn
发 行 部	010-84083685
门 市 部	010-84029450
经　　　销	新华书店及其他书店

印刷装订	北京君升印刷有限公司
版　　　次	2024 年 5 月第 1 版
印　　　次	2024 年 5 月第 1 次印刷

开　　　本	710×1000　1/16
印　　　张	11.5
插　　　页	2
字　　　数	201 千字
定　　　价	68.00 元

凡购买中国社会科学出版社图书，如有质量问题请与本社营销中心联系调换
电话：010-84083683

序　言

　　唐氏综合征是一种由人体的第 21 对染色体的三体变异所造成的疾病，该类儿童通常在智力、生长发育及体格上表现出多种差异。与普通儿童相比，唐氏综合征患者大脑的海马区、前额叶及小脑结构均表现出不同程度的损伤，这些导致唐氏综合征患者的能力都落后于普通群体，且不同能力之间发展不平衡。2011 年 12 月联合国大会将 3 月 21 日定为世界唐氏综合征日，此后每年的 3 月 21 日开展相关活动，以呼吁社会大众更好地给予他们支持和帮助。

　　林青老师的这部专著是近年来国内非常少有的系统性关注唐氏综合征儿童词语理解特征及干预的研究成果。本书首先比较了学龄段唐氏综合征儿童和智力匹配组普通儿童的词汇理解能力的差异，结果表明唐氏综合征儿童的词汇理解能力显著低于同智力水平的普通儿童，然后逐层深入地探索了听力、语音识别能力、项目短时记忆和顺序记忆与词语理解能力的关系，并根据研究结果制订了方案，实施了干预。

　　在听力方面，唐氏综合征儿童优耳平均听力损失为轻度的人数占该群体的 35.23%。在中耳听功能方面，发现了鼓室声导抗为 A 型即正常的人数占 44.12%，其余为 B（34.31%）或 C（21.57%）。在语音识别方面，本书使用 36 对单音节词进行了测试，研究发现了唐氏综合征儿童语音识别率低于 80%的音位对，为给唐氏综合征儿童提供针对性的干预方案提供了实证依据。

　　在认知加工方面，本书发现了唐氏综合征儿童语音加工的偏侧化存在左耳右脑优势，而匹配组的智力落后儿童以及普通儿童则更多地表现为右耳左脑优势。在记忆方面，唐氏综合征儿童短时记忆随着刺激长度的增加正确率降低，且以声母为主要线索记忆的正确率低于以韵母和声调为主要线索的记忆正确率。在顺序记忆中唐氏综合征儿童对序列后方单音节词的顺序短时记忆的正确率极其显著高于序列前方。

　　在分别探索了唐氏综合征儿童在听力听觉、认知加工等方面的因素后，本书又分析了各因素之间的关系。结果发现，存在轻度听力损失和听力正常的唐氏综合征儿童在语音识别方面存在差异，但发现语音识别并不是项目短时记忆差的主要原因，该结果表明语音识别和记忆是两个相对独立的模块，为此建立了唐氏综合征儿童词汇理解的回归模型：$Y = -127.69 + 0.546X_1 + 0.357X_2$。该模型用更为具体的公式表明了词汇理解能力与记忆和语音识别两种能力之间的关系。

　　根据以上研究结果，林青老师在以往词汇理解能力干预方案的基础上，增设了短时记忆干预策略和基于语音支持的连续指认策略，并通过实验组和对照组进行了验证，结果发现实验组干预后的效果显著高于对照组。

　　这部专著是以林青老师的博士论文为基础的。再次精读这项研究，从这一系列环环相扣的研究中我仿佛又看到了林青在华东师范大学田家炳楼孜孜不倦地阅读文献、设计方案，在实践基地采集数据、进行干预的场景，感受到了作为一名优秀的儿童语言发展与康复研究工作者以其清晰的思路和持之以恒的毅力，不断推进儿童语言康复研究工作所做的努力。

　　本书既有理论的指引，又有实践的需求；既有单个模块的深入研究，又有模块之间关联的探索；既有丰富的研究问题，又有不同的数据分析处理方法。本书也促进了我们重新审视未来儿童语言研究的视角和思路。在此，我强烈推荐这本书给大家，让我们一起走进这项研究，与作者共同感受研究的魅力与力量。

刘巧云

2024 年 4 月 28 日

前　言

　　唐氏综合征（Down Syndrome）是最常见的导致智力障碍的染色体疾病。基因异常导致唐氏综合征儿童在外貌、大脑结构、智力、听力、言语和语言等多方面异于常人。世界卫生组织公布的最新数据表明，唐氏综合征在全球范围内的发病率为 1/1000—1/1100。

　　听觉通道的词汇理解是指人们借助于听觉形式的语言材料，在大脑中积极主动地构建义的加工过程。它是衡量个体语言发展水平的重要指标。根据语音加工模型，词汇理解涉及听觉察知、语音识别、语音输入缓冲、语音输入词典和词汇语义系统多个加工阶段。上述阶段的特征分别通过听力、语音识别能力、言语短时记忆和长时记忆系统中的语音、词汇知识来体现。其中，言语短时记忆分为项目短时记忆和顺序短时记忆。除个体已有的词汇知识外，听力、语音识别能力、项目短时记忆和顺序短时记忆是可能影响其词汇理解能力的其他主要因素。因此，探究上述因素对特殊儿童词汇理解能力的影响，不仅能丰富特殊儿童词汇理解能力影响因素的理论研究，而且能为特殊儿童词汇理解能力的干预提供更有针对性的参考。

　　部分国外研究表明，唐氏综合征儿童词汇理解能力的发展落后于其认知能力，即唐氏综合征儿童的词汇理解能力是存在一定障碍的。根据语音加工模型，唐氏综合征儿童的词汇理解能力障碍可能与其在语音不同加工阶段存在的障碍有关。若要探究唐氏综合征儿童语音不同加工阶段对词汇理解能力的具体影响，首先应探明唐氏综合征儿童语音不同加工阶段的特征。另外，由于听觉察知、语音识别和语音输入缓冲是三个前后递进的阶段，也需探明后一阶段的表现是否与前一阶段的障碍有关。虽然国外有关于唐氏综合征儿童听力、语音识别能力和言语短时记忆对词汇理解能力影响的研究，但上述研究均仅考虑其中某一个因素对词汇理解能力的影响，显然，这样的研究结果不能为唐氏综合征儿童词汇理解能力的干预提供更科学的指导。因此，本书将在探究唐氏综合征儿童听力、语音识别能力、项目短时记忆和顺序短时记忆特征及关系的基础上,将上述因素均考虑在内,探究它们对唐氏综合征儿童词汇理解能力的具体影响。最后,在此基础上,构建一种基于语音加工支持的唐氏综合征儿童词汇理解能力干预模式,并通过实验验证这一模式的有效性。综上所述,本书包括以下四部分:

第一部分为唐氏综合征儿童词汇理解能力的特征研究。通过比较学龄段唐氏综合征儿童和同智力水平的普通儿童的词汇理解能力的差异,探究唐氏综合征儿童是否具有词汇理解能力障碍。结果表明,唐氏综合征儿童的词汇理解能力显著低于同智力水平的普通儿童。

第二部分为唐氏综合征儿童在听觉察知、语音识别和语音输入缓冲阶段的特征研究,上述特征通过听力、语音识别能力、项目短时记忆和顺序短时记忆体现。在听力水平的特征研究方面,通过纯音测听和中耳声导抗测试测量了这部分儿童的听力损失和中耳声导抗特征。结果表明,按照世界卫生组织(World Health Organization,WHO)(1997年)对听力损失的分级标准,有35.29%的唐氏综合征儿童存在轻度听力障碍;有听力障碍的唐氏综合征儿童中,有88.89%表现为传导性听力损失,有11.11%表现为感音神经性听力损失;在51名被试的102只耳中,有35(34.31%)只耳的鼓室声导抗图表现为B型,有22(21.59%)只耳的鼓室声导抗图表现为C型,这说明有55.88%的中耳功能可能存在异常。在语音识别能力的特征研究方面,以汉语体系下的36对核心音位对作为材料,对比了唐氏综合征儿童与同智力水平的普通儿童语音识别能力的差异。研究表明,唐氏综合征儿童的语音识别能力显著低于对照组儿童;两组儿童对声母的识别能力最差,对韵母和声调的识别能力较好。在项目短时记忆和顺序短时记忆的特征研究方面,以汉语体系下50个单音节词为基础,编制了不同长度的项目短时记忆和顺序短时记忆测试材料,通过再认的方式探究了唐氏综合征儿童项目短时记忆和顺序短时记忆的特征。结果表明,唐氏综合征儿童的项目和顺序短时记忆均显著低于同等智力水平的普通儿童;唐氏综合征儿童对声母的项目记忆最差,对韵母和声调的项目记忆较好;与序列前端的语音相比,唐氏综合征儿童对序列后端语音的顺序记忆较好。

第三部分为唐氏综合征儿童语音不同加工阶段的关系及对词汇理解能力的影响研究。首先,研究了唐氏综合征儿童的听力对语音识别能力的影响。结果表明,听力问题会影响唐氏综合征儿童的语音识别能力。其次,通过差值分析法研究了唐氏综合征儿童的语音识别能力对项目和顺序短时记忆的影响。结果表明，语音识别能力不是导致唐氏综合征儿童项目和顺序短时记忆差的原因。最后，通过多元线性回归分析探究了唐氏综合征儿童的语音识别能力、项目短时记忆和顺序短时记忆对词汇理解的影响和预测作用（由于听力是导致语音识别能力差的一个因素，因此，将具有听力障碍的被试排除，以对此影响因素加以控制）。结果表明，顺序短时记忆对唐氏综合征儿童词汇理解能力的影响最大，其次是语音识别能力。也就是说，唐氏综合征儿童的词汇理解能力主要受到语音输入缓冲阶段的影响，其次受到语音识别阶段的影响。

　　第四部分为基于语音加工支持的唐氏综合征儿童词汇理解能力干预研究。在前面三部分研究结果基础上，本书提出在唐氏综合征儿童词汇理解能力的干预中，应构建基于语音加工支持的综合干预模式，即"语音识别、短时记忆和词汇理解能力"相结合的模式。本部分对比了这一干预模式和单纯的词汇理解能力干预模式下唐氏综合征儿童词汇理解能力的干预效果。结果表明，基于语音加工支持的词汇理解能力干预模式下的唐氏综合征儿童的词汇理解能力的提升效果显著好于单纯的词汇理解能力干预模式。

　　本书的创新点及其理论与实践意义在于：（1）基于语音加工模型，系统性地探讨了唐氏综合征儿童语音不同加工阶段的特征、关系及其对词汇理解能力的影响，研究结果不仅能丰富唐氏综合征儿童语音加工模型中的相关能力的特征研究，也能为唐氏综合征儿童词汇理解能力的干预提供一定参考。（2）根据汉语普通话特点，开创性地编制了项目短时记忆和顺序短时记忆测试材料，这一测试材料为我们了解汉语体系下唐氏综合征儿童项目和顺序短时记忆的特征提供了支撑。（3）创造性地提出在唐氏综合征儿童词汇理解能力干预过程应构建"语音识别、短时记忆和词汇理解相结合"的综合干预模式，这一干预模式的提出和应用能有效提升唐氏综合征儿童词汇理解能力的干预效率。

缩　略　语

缩略语	英文全称	中文翻译
DS	Down Syndrome	唐氏综合征
WS	Williams Syndrome	威廉姆斯综合征
SLI	Specific Language Impairment	特定型语言障碍
FXS	Fragile X Syndrome	脆性 X 综合征
PPVT	Peabody Picture Vocabulary Test	皮博迪词汇测验
PPVT-R	PeabodyPicture Vocabulary Test Revised	皮博迪词汇测验修订版
BPVS-II	British Picture Vocabulary Scale – Second Edition	英国词汇测验-第二版
VRISD	Visually Reinforced Infant Speech Discrimination	婴幼儿视觉强化语音识别
TACL-3	Test for Auditory Comprehension of Language-3rd	听觉语言理解测验-第三版
Leiter-R	Leiter International Performance Scale	雷特国际通用操作量表
TEOAE	Transient Evoked Optoacoustic Emissions	瞬态诱发性耳声发射
ABR	Auditory Brainatem Response	听性脑干反应
PTA	Pure Tone Audiometry	纯音测听
NBS	Newborn Hearing Screening	新生儿听力筛查
OME	Otitis Media with Effusion	分泌性中耳炎
PET	Pressure Equalization Tube	压力平衡管
CDCP	Centers for Disease Control and Prevention	美国疾病控制和预防中心
WHO	World Health Organization	世界卫生组织
AAIDD	The American Association on Intellectual and Development Disability	美国智力与发展障碍学会
IPA	International Phonetic Association	国际语音协会
BAHA	Bone Anchor Hearing Aid	骨锚式助听器

目　　录

第一章

研究背景及思路

第一节 唐氏综合征儿童词汇理解能力的
特征研究进展

一 唐氏综合征

唐氏综合征（Down Syndrome，DS）是最常见的导致智力障碍的染色体疾病。[①] 1866 年，英国医生唐（Down）发表了《智力障碍的分类》（"Observation on an Ethnic Classification of Idiots"）一文，首次正式报道了此综合征。[②] 1961 年，《柳叶刀》（*The Lancet*）杂志的编辑首次使用"唐氏综合征"一词，用以区分这一类人群。1965 年，世界卫生组织（World Health Organization，WHO）正式将"唐氏综合征"这一术语纳入使用。唐氏综合征包含一系列染色体异常疾病，根据染色体异常类型不同，分为 21 三体型（Trisomy 21）、染色体移位型（Translocation）和无色体型（Mosaicism）。其中，21 三体型所占的比例最高，为 90%—95%；染色体移位型其次，为 5%—6%；无色体型所占的比例最低，为 1%—3%。[③]

唐氏综合征的共同表现是智力障碍，大多数唐氏综合征具有轻度到中度

---

① Martin G. E., Klusek J., and Estigarribia B., et al., "Language Characteristics of Individuals with Down Syndrome", *Topics in Language Disorders*, Vol. 29, No. 2, 2009, pp. 112–132.

② Down J. L. H., "Observation on an Ethnic Classification of Idiots", *Mental Retardation*, Vol. 33, No. 1, 1996, p. 54.

③ 刘春玲、马红英主编:《智力障碍儿童的发展与教育》，北京大学出版社 2011 年版，第 19—20 页。

智力问题，智商在 30—70。[①] 基因异常也导致唐氏综合征患者在外貌、大脑结构及多种能力上异于常人。唐曾将唐氏综合征的外貌描述如下："特殊面容、眼裂小、眼距宽、面部比正常人宽，眼睛小而上挑……"唐氏综合征患者的大脑结构从婴儿时期便表现出不同[②]，35 岁左右会表现出阿尔茨海默氏症的神经病理学症状。[③] 与普通群体比，唐氏综合征患者大脑的海马区、前额叶及小脑结构均表现出不同程度的损伤[④]，这影响了唐氏综合征患者多种能力的发展。唐氏综合征患者的能力基本都落后于普通群体，但不同能力间存在发展不平衡的现象。相对而言，唐氏综合征患者在社交情感功能、生活技能和视觉记忆等方面具有优势，但在言语能力、语言能力和言语短时记忆等方面存在显著缺陷。[⑤]

　　唐氏综合征患者的发病率与种族、生活质量等因素没有直接关系，主要受母亲生育年龄的影响。随着母亲年龄增加，其生育唐氏综合征儿童的风险也会增加。[⑥] 由于研究方法、样本容量和样本所在地区等因素不同，关于唐氏综合征发病率的研究结果略有差异。2015 年，世界卫生组织公布的数据显示唐氏综合征在全球范围内的发病率为 1/1000—1/1100。[⑦] 帕克（Parker）等根据 2004—2006 年美国国家出生缺陷预防网络（The National

---

① Chapman R. S., and Hesketh L. J., "Behavioral Phenotype of Individuals with Down Syndrome", *Mental Retardation and Developmental Disabilities Research Reviews*, Vol. 6, No. 2, 2000, pp. 84-95.

② Edgin J. O., Clark C. A. C., and Esha M., et al., "Building an Adaptive Brain across Development: Targets for Neurorehabilitation must Begin in Infancy", *Frontiers in Behavioral Neuroscience*, Vol. 9, 2015, pp. 1-15.

③ Davis, and Andrew S., "Children with Down Syndrome: Implications for Assessment and Intervention in the School", *School Psychology Quarterly*, Vol. 23, No. 2, 2008, pp. 271-281.

④ Lott I. T., and Dierssen M., " Cognitive Deficits and Associated Neurological Complications in Individuals with Down's Syndrome", *Lancet Neurology*, Vol. 9, No. 6, 2010, pp. 623-633.

⑤ Xavier L. D., Edgin J. O., Charles B., et al., "Assessment of Cognitive Scales to Examine Memory, Executive Function and Language in Individuals with Down Syndrome: Implications of a 6-month Observational Study", *Frontiers in Behavioral Neuroscience*, Vol. 9, 2015, pp. 1-11.

⑥ Loane M., Morris J. K., Addor M. C., et al., " Twenty-year Trends in the Prevalence of Down Syndrome and Other Trisomies in Europe: Impact of Maternal Age and Prenatal Screening", *European Journal of Human Genetics*, Vol. 21, No. 1, 2012, pp. 1-7.

⑦ Xavier L. D., Edgin J. O., Charles B., et al., "Assessment of Cognitive Scales to Examine Memory, Executive Function and Language in Individuals with Down Syndrome: Implications of a 6-month Observational Study", *Frontiers in Behavioral Neuroscience*, Vol. 9, 2015, pp. 1-11.

Birth Defects Prevention Network）提供的出生缺陷监控数据，估算了美国唐氏综合征儿童的发病率，结果显示唐氏综合征的发病率为 14.47/万（约 1/691）。[①] 巴克利（Buckley）等根据美国疾病控制和预防中心（Centers for Disease Control and Prevention，CDCP）和公共使用综合微数据系列（Integrated Public Use Microdata Series）的公开数据预测了美国九个州的唐氏综合征发病率，结果显示美国的发病率为 6.94/万（约 1/1441）。[②] 我国研究者毕丽华等统计了 2007—2011 年大连地区唐氏综合征的发病率，结果显示大连地区的发病率为 6.73/万（约 1/1486）。[③] 徐宏燕等研究表明，2011—2014 年北京地区唐氏综合征的发病率为 10/万（1/800—1/1000）左右。[④]

　　唐氏综合征是一种自然发生的染色体组合现象，存在于全球各个地区。国际唐氏综合征（Down Syndrome International，DSI）将每年的 3 月 21 日定为"世界唐氏综合征日"（Down Syndrome Day），以促进全球人民给予唐氏综合征患者更全面的了解与关爱、更有效的教育与干预和更深入的研究与支持。多年来，唐氏综合征儿童一直是特殊教育学校教育与干预的重要对象。学界也从不同方面对唐氏综合征患者进行了研究，研究结果一方面为深入了解这个群体的特征提供了参考，另一方面也为其教育与干预提供了一定指导。

二　基于语音加工模型的词汇理解加工通路

　　词是在一种语言体系里可以独立使用的最小的表示意义的单位。[⑤] 词汇理解是指人们借助于听觉或视觉的语言材料，在大脑中主动、积极地构建意义的加工过程。[⑥] 本书中的词汇理解专指对听觉材料的词汇理解。词汇理解

① Parker S. E., Mai C. T., Canfield M. A., et al., " Updated National Birth Prevalence Estimates for Selected Birth Defects in the United States, 2004-2006", *Birth defects research. Part A, Clinical and Molecular Teratology*, Vol. 88, No. 12, 2010, pp. 1008-1016.

② De Graaf G., Buckley F., Dever J., et al., " Estimation of Live Birth and Population Prevalence of Down Syndrome in Nine U. S. States", *American Journal of Medical Genetics Part A*, 2017, pp. 1-10.

③ 毕丽华、丁伟、柳洁：《大连地区唐氏综合征发病率的调查研究》，《中国优生与遗传杂志》2012 年第 9 期。

④ 徐宏燕、刘凯波、齐庆青：《2010 年—2014 年北京地区唐氏综合征筛查情况分析》，《中国优生与遗传杂志》2016 年第 2 期。

⑤ 王瑞明等：《第二语言学习》，华东师范大学出版社 2016 年版，第 3—5 页。

⑥ 彭聃龄：《普通心理学》（第 4 版），北京师范大学出版社 2012 年版，第 345—346 页。

能力是语言学习的基础，也是衡量个体语言发展水平的重要指标。词汇理解作为一种语言行为，是在我们信息加工系统的控制下进行的。美国教育心理学家卡罗尔（Carroll）提出信息加工模型（见图 1-1-1），用来解释信息加工的具体过程。

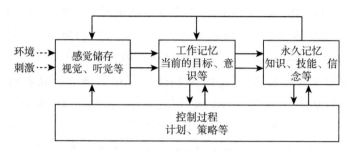

图 1-1-1　卡罗尔的信息加工模型

由图 1-1-1 可知，此模型包括感觉存储、工作记忆和永久记忆三种心理结构。信息在上述心理结构的相互作用及外界因素的控制下进行加工。在这一模型中，信息加工被认为是一个连续地编码、存储和提取的心理过程。听觉或视觉等环境刺激首先以一种逐字的、未分析的状态短时间保存在感觉储存器中；若信息能与永久记忆中的信息进行模式识别，便被激活并临时存储于工作记忆中；工作记忆中的信息部分被重组成更大的单元，部分被删除，部分被传送到永久记忆中。[①]

听觉通道的信息以语音表征的形式进行加工，涉及多个加工过程：从声音流中提取与语音相关的信息；将语音信息通过短时记忆进行保存并与长时记忆系统中已有的语音表征进行匹配；将语音表征与语义表征结合起来从而获得意义。[②] 汪洁等将词汇理解涉及的语音加工过程概括为"听觉感受（察知）、语音识别、语音输入缓冲、语音输入词典和词汇语义系统"多个阶段。[③] 这一加

① ［美］D. W. 卡罗尔：《语言心理学》（第 4 版），缪小春等译，华东师范大学出版社 2007 年版，第 44—49 页。

② 祁志强、彭聃龄：《语音加工的脑机制研究：现状、困惑及展望》，《北京师范大学学报》（社会科学版）2010 年第 4 期。

③ 汪洁、吴东宇、宋为群：《汉语失语症心理语言评价在探查听理解障碍的语言加工受损水平中的应用：1 例报告》，《中国康复医学杂志》2010 年第 25 卷第 4 期。另，汪洁、吴东宇、王秀会：《应用汉语失语症心理语言评价探查失语症患者复述困难产生原因的研究》，《中国康复医学杂志》2009 年第 24 卷第 3 期。

工通路的提出，为我们更好地了解词汇理解的加工过程提供了参考，也为探究具有词汇理解障碍人群的词汇理解加工通路的特征提供了一定的支撑。

（一）听觉察知阶段

听觉察知（Auditory Awareness）阶段指感知声音有无，有意识聆听声音的阶段。声音传入内耳的途径有空气传导和颅骨传导两种，在正常情况下，以空气传导为主。气导的主要传输过程如下：声波的振动被耳廓收集，经由外耳道传递到中耳的鼓膜处，鼓膜接受声波并随之振动，进而引起锤骨、砧骨和镫骨三块听骨链的振动，镫骨足板的振动通过前庭窗传入内耳的外淋巴液。在外淋巴液中，声波转变成液波振动，液波振动引起基底膜振动，这一振动使位于基底膜上的螺旋器毛细胞的静纤毛弯曲，引起毛细胞电活动，毛细胞释放神经递质激动螺旋神经节细胞轴突末梢，产生轴突动作电位。神经冲动沿脑干听觉传导路径到达大脑颞叶听觉皮质中枢面产生听觉。上述整个过程如图 1-1-2 所示。①

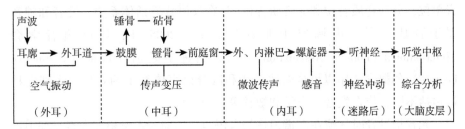

图 1-1-2　空气传导通路

在空气传导过程中，个体接收到的声波信号经由外耳、中耳、内耳和听觉神经传递到初级听觉皮层。其中，外耳由耳廓和外耳道组成，主要的生理作用是收集声音和提高声压。中耳内含骨膜、听骨链、咽鼓管等结构，是一个特殊的声学器件。中耳中的咽鼓管是连接鼓室和咽部的通道，最基本的功能是平衡中耳的气压。正常状态下，咽鼓管的骨部处于开放状态，软骨部处于闭合状态。当咽鼓管堵塞或不能正常开放时，会导致中耳内气压降低，严重时会导致骨膜内陷，并伴有中耳黏膜的水肿和液体渗出，降低声音传导的效率。听骨链由锤骨、砧骨和镫骨组成。在气导传导过程中，声波通过鼓膜和听骨链的振动，传入内耳的淋巴液，达到传导与放大声音的功能。听小骨

———————

① 韩东一等主编：《临床听力学》（第 2 版），中国协和医科大学出版社 2008 年版，第 72—75 页。

是人体中最小的一组小骨，主要的生理作用是作为一个杠杆将声波振动由鼓膜传至内耳，实现有效的阻抗匹配。内耳结构复杂而精细，又名迷路，位于颞骨岩部内，含有听觉与位觉的重要感受装置。内耳分骨迷路（前庭、半规管、和耳蜗）与膜迷路（椭圆囊、球囊、膜半规管及膜蜗管），二者形状相似，膜迷路位于骨迷路之内。其中，耳蜗是内耳的核心组成部分，它主要是对声音的频率、强度、相位和时间等信息进行初步分析，具有传音和感音的功能，是决定听敏度的关键。

听觉察知是个体接收语音信息的基础，受到个体听力水平的影响。对普通儿童的研究表明，即便是轻微的听力损失对儿童语言能力的发展也会有负面影响。另外，持续的听力损失还会影响儿童多种能力的长期发展。[1]

（二）语音识别阶段

语音识别（Phonemic Discrimination）阶段是指把握语音主要特性，将不同语音进行区分的阶段。音位是一个语音系统中能够区分意义的最小的语音单位，分为音质音位和非音质音位。[2] 在汉语普通话体系中，元音和辅音属于音质音位，声调属于非音质音位。2005 年，国际语音学会（International Phonetic Association，IPA）引进了区别性特征（Distinctive Feature）的概念，用以更全面地描述和区分语言体系中的音位。区别性特征包括不同音位在发音、声学和知觉等层面的特性。[3]

元音指发音时气流在声道通畅的言语声，不同元音可根据发音过程中舌面的高低和双唇的形状加以区分。元音的声学特征表现为周期性的谐波频谱，包括一个基频分量和多个谐波分量，不同元音在声谱图上的差异主要体现于共振峰（Formant）的分布。[4] 辅音指发音时，声道某处受到约束或阻塞的言语声，可根据发音时声带是否振动、发音方式和发音部位进行区分。在声学特征上，辅音的声波是不规则的，这主要是由发声时气流通过受限处形成的湍流所致。在汉语普通话中，不同的元音和辅音进行组合，形成了组成音节必需的韵母和声母。

---

① Austeng M. E., Harriet A., Falkenberg E., "Hearing Level in Children with Down Syndrome at the Age of Eight", *Research in Developmental Disabilities*, Vol. 34, No. 7, 2013, pp. 2251-2256.

② 唐朝阔、王群生主编：《现代汉语》（第二版），高等教育出版社 2012 年版，第 20—22 页。

③ 杨玉芳编著：《心理语言学》，科学出版社 2015 年版，第 78—79 页。

④ 黄昭鸣、朱群怡、卢红云：《言语治疗学》，华东师范大学出版社 2017 年版，第 291—293 页。

在汉语普通话中，37 个韵母可以通过两个维度进行区分。第一个维度是根据第一个韵母发音的口型特点来分，包括开口呼、齐齿呼、合口呼和撮口呼四类。第二个维度是根据构音器官的不同运动模型来分，可分为单韵母、复韵母和鼻韵母三类。汉语普通话体系中共含有 23 个声母（其中含有 y、w 两个零声母），通过发音时声带是否振动、发音部位和发音方式进行区分。根据发音时声带是否振动，可以将声母分为清音和浊音；根据发音部位不同，可以将声母分为唇音、舌尖前音、舌尖中音、舌尖后音、舌面音和舌根音。根据发音方式不同，可以将声母分为鼻音、塞音、塞擦音、擦音和边音。汉语声调又称字调，它是能区别音节意义的音高。声调音位分为阴平（一声）、阳平（二声）、上声（三声）和去声（四声）四类。其中每一个音调音位均还有一个轻声调作为其音位变体。

综上所述，语音系统由一定数量的相互区别的音位组成，每个音位由一系列区别性特征决定。我们之所以能识别出两个不同的音位，是由于这两个音位具备不一样的区别性特征。在汉语普通话体系下，两个音位间基本都具有一个以上的区别性特征，如音位 b 和音位 t 的发音部位和发音方式均不一致；但也有些音位间仅有一个区别性特征，如音位 b 和音位 p 只有发音方式不同。在语音识别过程中，两个音位的区别性特征的数量越多、差异越大，越易被识别；相反，两个音位的区别性特征的数量越少、差异越小，越难被识别。在汉语体系下，语音识别包括声母识别、韵母识别和声调识别。语音识别阶段是将具有辨别意义的音位进行对比的过程，受到个体语音识别能力的影响。

（三）语音输入缓冲阶段

语音输入缓冲阶段是指对语音信息进行暂时存储与加工的阶段，主要受到个体言语短时记忆（Verbal Short-term Memory）的影响。言语短时记忆也称语音短时记忆（Phonological Short-term Memory），是指人对言语刺激信息进行加工、编码、短暂保持和容量有限的记忆。[①]

巴德利（Baddeley）等从加工机制的角度提出了工作记忆模型，用来描述短时记忆对当前信息进行暂时性存储和加工的功能（见图 1-1-3）。在这一模型中，短时记忆由语音环路（Articulation Loop）、视觉空间模板

---

① Purser H. R. M., Jarrold C., "Poor Phonemic Discrimination does not Underlie Poor Verbal Short-term Memory in Down Syndrome", *Journal of Experimental Child Psychology*, Vol. 115, No. 1, 2013, pp. 1-15.

（Visuo-spatial Sketchpad）和中央执行系统（Central Executive）组成。① 其中，语音环路负责以声音为基础的信息的贮存与控制，包括语音存储和语音控制系统两部分。语音存储指对语音信息进行短暂保持，其中保持的项目信息是语音结构；语音控制加工（Articulation Control Process）类似于内部语言，通过默读复述重新激活消退着的语音存储表征来防止贮存的衰退。语音环路是记忆广度的基础，其中保留的项目数是记忆痕迹消退速率和由默读复述重新激活速率的复合函数。

巴德利等提出了"语音回路理论"，用以解释言语短时记忆在词汇学习中的作用。该理论认为，语音环路是个体进行词汇学习的装置，言语短时记忆在语言的获得和加工中发挥着重要作用，对长时记忆中语音表征的形成有重要影响。② 言语短时记忆的容量越大，语音信息就越容易被复述，进而就越容易进入长时记忆形成语音表征。个体的言语短时记忆对词汇能力的影响，充分反映了语音存储容量在形成新的语音表征过程中的重要作用。虽然盖瑟科尔（Gathercole）等认为，言语短时记忆测验会受到个体词汇知识的影响，所以言语短时记忆和词汇能力之间的关系是不确定的③，但对特殊人群和普通人群的研究均表明，言语短时记忆在个体词汇知识的学习中发挥着重要作用。④

综上所述，在语音输入缓冲阶段，语音环路系统对语音信息进行暂时存储与加工，以保证当下一个音节到达时，前面的语音信息不会立马消失。语音输入缓冲阶段的特征主要通过言语短时记忆体现，言语短时记忆是影响个体词汇学习的重要因素。

（四）语音输入词典—词汇语义阶段

长时记忆中存储着我们过去获得而现在并不活动的所有信息等，包括语

---

① Baddeley A., Hitch G., *Working Memory*, New York: Academic Press, 1974, pp. 47–89.

② Baddeley A. D., Gathercole S. E., Papagno C., "The Phonological Loop as a Language Learning Device", *Psychological Review*, Vol. 105, No. 1, 1998, pp. 173–258.

③ Gathercole S. E., Frankish C. R., Pickering S. J., et al., "Phonotactic Influences on Short-term Memory", *Journal of Experimental Psychology: Learning, Memory, and Cognition*, Vol. 25, No. 1, 1999, pp. 84–95.

④ Kormos J., SáFáR, ANNA., "Phonological Short-term Memory, Working Memory and Foreign Language Performance in Intensive Language Learning", *Bilingualism: Language and Cognition*, Vol. 11, No. 2, 2008, pp. 261–271. Hu C. F., "*Phonological Memory*, Phonological Awareness, and Foreign Language Word Learning", *Language Learning*, Vol. 53, No. 3, 2010, pp. 429–462.

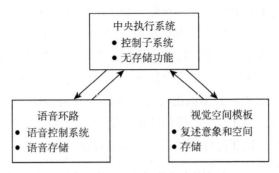

图 1-1-3 巴德利的早期工作记忆模型

音知识、语义知识等。① 词汇在长时记忆中的表征（Representation）称为内部词典。词汇加工时涉及至少五个相互关联的内部词典：语音输入词典（Phonological Input Lexicon）、语音输出词典（Phonological Output Lexicon）、语义系统（Semantic System）、字形输入词典（Orthographic Input Lexicon）和字形输出词典（Orthographic Output Lexicon）。听觉词汇理解时，刺激先激活语音输入词典中的语音输入信息，并与已存在的语音表征进行匹配，再激活语义系统中的语义信息，最终实现对词汇的理解。②

与巴德利等提出的语音环路理论不同，有研究者提出了"语音知识假说"，强调长时记忆中的语音知识和词汇知识对词汇学习的重要影响。这一观点认为，言语短时记忆和词汇学习之间的关联要共同依赖于长时记忆中语音表征的激活或词汇的通达，言语短时记忆在词汇学习中的作用程度是由语音知识和词汇知识决定的。③

汪洁从干预的角度出发，将词汇理解能力的加工阶段进行划分，这一划分有助于为具有词汇理解能力障碍人群的评估和干预提供精准的指导。基于卡罗尔的信息加工模型和汪洁的词汇理解加工阶段理论④，我们提出基于语

① 舒华、柏晓利、韩在柱等：《词汇表征和加工理论及其认知神经心理学证据》，《应用心理学》2003 年第 9 卷第 2 期。

② ［美］D. W. 卡罗尔：《语言心理学》（第 4 版），缪小春等译，华东师范大学出版社 2007 年版，第 44—49 页。

③ 汪竹、陈宝国：《词汇语音学习的影响因素》，《心理科学》2011 年第 5 期。

④ 汪洁、吴东宇、宋为群：《汉语失语症心理语言评价在探查听理解障碍的语言加工受损水平中的应用：1 例报告》，《中国康复医学杂志》2010 年第 25 卷第 4 期。［美］D. W. 卡罗尔：《语言心理学》（第 4 版），缪小春等译，华东师范大学出版社 2007 年版，第 44—49 页。

音加工模型的词汇理解能力加工通路，如图 1-1-4 所示。由图 1-1-4 可知，词汇理解的加工通路主要包括听觉察知、语音识别、语音输入缓冲、语音输入词典和词汇语义系统五个阶段。由于词汇理解是一个复杂的加工过程，上述几个阶段的加工顺序并不能完全描述成由低到高的单向加工，个体长时记忆系统中语音知识和词汇知识也会对语音识别和语音输入缓冲阶段造成影响。但整体而言，上述几个阶段的特征分别通过个体的听力水平、语音识别能力、言语短时记忆和长时记忆系统中的语音知识和词汇知识来体现。

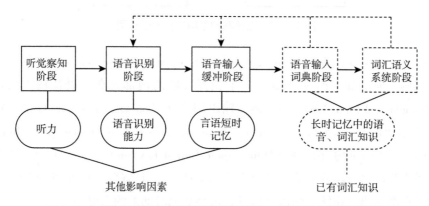

图 1-1-4　基于语音加工模型的词汇理解加工通路及主要影响因素

在上述几种能力中，长时记忆系统中的语音和词汇知识是一个人"心理上的过去"，是个体经验积累和心理发展的前提，是我们进行一切活动的知识基础[①]，是一种相对较为稳定的能力。听力是指个体对声音的接受能力，这一能力是每个人都天生具有的，与个体听觉系统及相关结构在组织学、解剖学和生理学上是否正常发育有关[②]，是听力康复师进行康复的主要内容。语音识别能力和言语短时记忆是在听力及长时记忆系统中语音和词汇知识的基础上，经过听觉中枢的加工处理而产生的，与后天学习和经验的相关程度较高。

综上所述，除个体本身的词汇知识外，听力、语音识别能力和言语短时记忆是可能影响儿童词汇理解能力的其他主要因素。因此，在特殊教育领域，探究上述因素对儿童词汇理解能力的影响，不仅能丰富儿童词汇理解能

---

① 杨治良：《记忆心理学》（第三版），华东师范大学出版社 2012 年版，第 42—43 页。
② 韩德民、许时昂主编：《听力学基础与临床》，科学技术文献出版社 2004 年版，第 30—31 页。

力影响因素的理论研究，而且能为特殊儿童词汇理解能力的干预提供更具有针对性的参考。

三　唐氏综合征儿童词汇理解能力的特征研究现状

语言障碍在唐氏综合征中广泛存在，是其最突出的特征之一。[①] 词汇作为语言的要素之一，是语言发展的基础。因此，从探究词汇理解能力特征的角度来研究唐氏综合征儿童语言发展的特征，对其语言教育与干预具有重要意义。

学界对唐氏综合征儿童词汇理解能力的特征研究主要通过探究这一群体的词汇理解能力发展是否与其认知能力发展同步，来说明唐氏综合征儿童是否具有词汇理解能力障碍。如果唐氏综合征儿童的词汇理解能力落后于认知能力的发展，说明其具有词汇理解能力障碍；如果唐氏综合征儿童的词汇理解能力与认知能力发展同步，说明其词汇理解能力发展处于正常水平；如果唐氏综合征儿童的词汇理解能力超前于认知能力的发展，说明其词汇理解能力是一种相对较强的能力。但目前关于唐氏综合征儿童词汇理解能力与认知能力发展是否同步的研究结果还存在争议。

（一）唐氏综合征儿童的词汇理解能力落后于认知能力的发展

卡塞利（Caselli）等对比了16名平均生理年龄为9.9岁的唐氏综合征儿童和32名生理年龄为4.7岁的普通儿童的词汇理解能力，在这一研究中，被试的词汇理解能力通过"皮博迪词汇测验"（Peabody Picture Vocabulary Test，PPVT）测量，心理年龄（Mental Age）通过斯坦福—比内智力测验（Stanford-Binet Intelligence Scale）测量，研究表明唐氏综合征儿童的词汇理解能力显著低于心理年龄匹配的普通儿童。[②] 普赖斯（Price）等通过"听觉语言理解测验-第三版"（Test for Auditory Comprehension of Language-3rd Edition，TACL-3）测量了45名平均生理年龄为9.6岁的男性唐氏综合征儿童的词汇理解能力，通过"雷特国际通用操作量表"（Leiter International Performance Scale，Leiter-R）测量了被试的非语言认知能力，结果表明，儿童的词汇理解年龄相当于4.19岁，非语言认知年龄相

① Loveall S. J., Channell M. M., Phillips B. A., et al., "Receptive Vocabulary Analysis in Down Syndrome", *Res Dev Disabil*, Vol. 55, 2016, pp. 161-172.

② Caselli M. C., Monaco L., Trasciani M., et al., "Language in Italian Children with Down Syndrome and with Specific Language Impairment", *Neuropsychology*, Vol. 22, No. 1, 2008, pp. 27-35.

当于 4.8 岁。① 这一研究结果也说明，唐氏综合征儿童的词汇理解能力的发展落后于认知能力。希克（Hick）等通过 "英国词汇测验" 第二版（British Picture Vocabulary Scale-Second Edition，BPVS-II）测量了 54 名平均生理年龄为 9.75 岁的唐氏综合征儿童和 52 名平均生理年龄为 3.83 岁的普通儿童的词汇理解能力，结果显示唐氏综合征儿童的词汇理解能力显著低于同心理年龄的普通儿童。②

虽然上述研究中研究工具、被试生理年龄及被试数量不同，结果却一致表明唐氏综合征儿童的词汇理解能力落后于其认知能力，即唐氏综合征儿童的词汇理解能力是存在一定障碍的。因此，家长和特殊教育学校的教师应加强唐氏综合征儿童词汇理解能力的干预。

（二）唐氏综合征儿童的词汇理解能力与认知能力发展同步

劳斯（Laws）等对比了 19 名平均生理年龄为 15.91 岁的唐氏综合征儿童和 18 名生理年龄为 5.92 岁普通儿童的词汇理解能力，在这一研究中，研究者使用 BPVS-II 测量了被试的词汇理解能力，使用 "瑞文彩色推理测验"（Raven's Coloured Progressive Matrices）测量了被试的心理年龄，结果表明唐氏综合征儿童的词汇理解能力与心理年龄匹配的普通儿童无显著差异。③ 维卡里（Vicari）等通过 PPVT 对比了 56 名平均生理年龄为 13.4 岁的唐氏综合征儿童和 46 名平均生理年龄为 5.1 岁的普通儿童的词汇理解能力。上述两组被试的心理年龄通过 "斯坦福-比内智力测验" 测量，结果显示无显著差异。研究表明，唐氏综合征儿童的词汇理解能力与心理年龄匹配的普通儿童无显著差异。④

---

① Price J., Roberts J., Vandergrift N., et al., "Language Comprehension in Boys with Fragile X Syndrome and Boys with Down Syndrome", *Journal of Intellectual Disability Research*, Vol. 51, No. 4, 2007, pp. 318-326.

② Hick R. F., Botting N., Conti-Ramsden G., "Short-term Memory and Vocabulary Development in Children with Down Syndrome and Children with Specific Language Impairmen", *Developmental Medicine & Child Neurology*, Vol. 47, No. 8, 2005, pp. 532-538.

③ Laws G., Bishop D. V. M., "A Comparison of Language Abilities in Adolescents with Down Syndrome and Children With Specific Language Impairment", *Journal of Speech*, *Language & Hearing Research*, Vol. 46, No. 6, 2003, pp. 1324-1339.

④ Vicari S., Bates E., Caselli M. C., et al., "Neuropsychological Profile of Italians with Williams Syndrome: An Example of a Dissociation Between Language and Cognition?", *Journal of the International Neuropsychological Society*, Vol. 10, No. 6, 2004, pp. 862-876.

上述两个研究共同说明，唐氏综合征儿童的词汇理解能力与同心理年龄的普通儿童是一致的，即与认知能力相比，唐氏综合征儿童的词汇理解能力的发展是正常的。与普通儿童比，唐氏综合征儿童在词汇理解上的最主要问题是发展缓慢，并没有出现偏离普通儿童词汇发展轨迹的现象。

（三）唐氏综合征儿童的词汇理解能力超前于认知能力的发展

劳斯等使用 BPVS-II 和 Leiter-R 测量了 16 名平均生理年龄为 10.17 岁的唐氏综合征儿童的词汇理解能力及非语言能力，比较了被试的词汇理解年龄与非语言年龄的差异，结果显示，被试的词汇年龄（Vocabulary Age）为 5.67 岁，非语言年龄为 4.67 岁，前者显著大于后者[①]。格伦（Glenn）等同样使用上述两个工具测量了 46 名平均生理年龄为 19.1 岁的唐氏综合征成年人的词汇理解与非语言认知能力，结果表明，被试的词汇理解能力高于非语言认知能力（Nonverbal Cognitive Ability）。[②]

综上所述，目前关于唐氏综合征儿童词汇理解能力是否存在障碍的研究还存在争议，也就是说，关于唐氏综合征儿童是否存在词汇理解能力障碍是存在争议的。测量工具、被试年龄和被试听力水平等因素可能是导致研究结果出现分歧的主要原因。国内研究者吴建飞研究了汉语体系下唐氏综合征儿童的语言特征，证实了唐氏综合征儿童的语言能力是落后于认知能力发展的。[③] 但此研究并没有从词汇理解的角度去分析唐氏综合征儿童的词汇理解能力与认知能力发展的关系。因此，本书将深入探讨汉语体系下学龄段唐氏综合征儿童的词汇理解能力与认知能力发展是否同步，以此来说明唐氏综合征儿童在词汇理解能力上是否存在障碍。以期研究结果一方面能为汉语体系下唐氏综合征儿童词汇理解的特征提供参考，另一方面也能为唐氏综合征儿童词汇能力的干预提供一定的支持。

---

① Laws G., Briscoe J., Ang S. Y., et al., "Receptive Vocabulary and Semantic Knowledge in Children with SLI and Children with Down Syndrome", *Child Neuropsychology*, Vol. 21, No. 4, 2014, pp. 490-508.

② Glenn S., Cunningham C., "Performance of Young People with Down Syndrome on the Leiter-R and British Picture Vocabulary Scales", *Journal of Intellectual Disability Research*, Vol. 49, No. 4, 2005, pp. 239-244.

③ 吴剑飞：《汉语唐氏综合症儿童语言和记忆的实验研究》，硕士学位论文，华东师范大学，2006 年。

小　结

第一，词汇理解作为一种语言行为，是在我们信息加工系统的控制下进行的，涉及听觉察知、语音识别、语音输入缓冲、语音输入词典和词汇语义系统几个不同的加工阶段。上述几个阶段分别受到听力、语音识别能力、言语短时记忆和长时记忆系统中语音和词汇知识的影响。其中，听力、语音识别能力和言语短时记忆是可能影响儿童词汇理解能力的主要的外部因素，是特殊教育教师教育与康复的重点内容。

第二，国外研究者通过探究唐氏综合征儿童词汇理解能力与认知能力发展是否同步来探究这一群体是否具有词汇理解能力障碍，但目前研究结果还存在争议。国内尚未有关于唐氏综合征儿童词汇理解与认知能力发展关系的相关研究，显然，这是不利于唐氏综合征儿童语言能力干预的。因此，从探究唐氏综合征儿童词汇理解能力与认知能力发展是否同步的角度来研究其词汇理解能力的特征，并为其词汇理解能力的干预提供指导是非常必要的。

第二节　唐氏综合征儿童语音不同
加工阶段的特征研究进展

词汇理解过程包括听觉察知、语音识别、语音输入缓冲、语音输入词典和词汇语义系统几个不同的加工阶段。上述几个阶段分别受到听力、语音识别能力、言语短时记忆和长时记忆系统中语音和词汇知识的影响。除个体的词汇知识外，听力、语音识别能力和言语短时记忆是可能影响其词汇理解能力的其他主要因素。探究唐氏综合征儿童的听力、语音识别能力和言语短时记忆的特征及对词汇理解能力的影响，这对唐氏综合征儿童词汇能力的干预是非常必要的。唐氏综合征儿童的词汇理解能力障碍是否与上述几种能力异常有关？若想探究这一问题，首先应对唐氏综合征儿童的听力、语音识别能力和言语短时记忆的特征进行研究。

一　唐氏综合征儿童听力的特征研究现状

个体在听觉察知阶段的特征主要通过听力体现。听力损失在唐氏综合征儿童中普遍存在，是其突出的特征之一。[①] 对普通儿童的研究表明，即便是轻微的听力损失也会导致其语言能力发展缓慢，对儿童长远的发展产生不良影响。[②] 唐氏综合征儿童均伴有不同程度的智力缺陷，这已导致其在多种能力上出现发育缓慢的现象，在此基础上，听力损失对唐氏综合征儿童产生的不良影响应该会比普通儿童更加严重。

研究者通过瞬态诱发性耳声发射（Transient Evoked Optoacoustic Emissions，TEOAE）、听性脑干反应（Auditory Brainatem Response，ABR）、鼓室导抗图（Tympanometry）和纯音测听（Pure Tone Audiometry，PTA）等主客观测试对唐氏综合征儿童听力损失的发病率、损失程度和损失性质进行了研究。其中，TEOAE 是在瞬态声（如短声或短音）刺激耳蜗后，在外耳道记录到的声反应现象，主要体现耳蜗主动机制的非线性特性，它具有快速、简便、无创、灵敏及易操作的特点，是新生儿听力筛查（Newborn Hearing Screening，NBS）的主要使用内容。ABR 是通过头皮电极记录听神经和脑干通路对于瞬态声刺激信号的一系列短潜伏期听觉诱发反应，它是听神经和听觉低位中枢的功能状态的有效反应，是反映听敏度和脑干听通路的神经传导能力的主要测试形式。鼓室导抗图是在外耳道口测得的声导纳值随外耳道压力变化而变化的曲线图，它主要反应中耳和咽鼓管功能的相关信息。PTA是测试听敏度的、标准化的主观行为反应测听，包括气导听阈和骨导听阈测试。它能反映受试者在安静环境下所能听到的各个频率的最小声音的听力级，纯音测听的测试结果可以作为判断听力正常与否、听力损失的程度和性质的依据。

（一）唐氏综合征儿童听力损失的发病率研究

与普通儿童相比，唐氏综合征儿童患有先天性听力损失的风险较高。美国 CDCP 的数据显示，新生儿患有听力损失的概率为 1.4/1000，3—7 岁儿童患有听力损失的概率为 5/1000[③]，而保守估计，美国唐氏综合征儿童患有

① Nightengale E., Yoon P., Wolter-Warmerdam K, et al., "Understanding Hearing and Hearing Loss in Children With Down Syndrome", *American Journal of Audiology*, 2017, pp. 301-308.

② Cheng W. W., Lau W. L., Ko C. H., "Prevalence and Parental Awareness of Hearing Loss in Children with Down Syndrome", *Chinese Medical Journal*, Vol. 128, No. 8, 2015, pp. 1091-1095.

③ Nightengale E., Yoon P., Wolter-Warmerdam K., et al., "Understanding Hearing and Hearing Loss in Children with Down Syndrome", *American Journal of Audiology*, 2017, pp. 301-308.

先天性听力损失的概率为 15%—20%。① 帕克（Park）等对犹他州的 344 名唐氏综合征儿童的听力进行了研究，结果显示，有 26.2% 的儿童没有通过 NBS。② 我国研究者陆秋霞等通过 TEOAE 和 ABR 两项测试对广州地区的 8094 名新生儿进行了 NBS，结果表明，广州地区新生儿患有听力损失的概率为 1.34%，而在受测的 4 例唐氏综合征儿童中，有 3 例儿童的听力是异常的。③ 上述研究都表明，唐氏综合征儿童患有先天性听力损失的概率是远高于普通儿童的。

　　由于被试数量、被试年龄、测试环境及对"听力损失"的定义标准不一致，目前关于唐氏综合征儿童听力障碍发病率的研究存在一定差异。劳特（Raut）等研究表明唐氏综合征儿童被诊断为听力障碍的平均年龄为 6.6±3.3 个月，在一岁时，有听力障碍的唐氏综合征为 34.1%。④ 在唐斯（Downs）的研究中，他将听力问题定义为"有一只或两只耳的听力损失高于 15 dB HL"，结果表明，有 78% 的唐氏综合征儿童存在听力问题。⑤ 罗伊森（Roizen）等通过 ABR 测量了 47 名年龄在 2 个月至 3.5 岁的唐氏综合征儿童的听觉脑干反应，发现 38% 的唐氏综合征儿童听力正常，62% 的唐氏综合征儿童有不同程度的单侧或双侧听力损失。⑥ 劳斯等回顾性分析了 41 名年龄在 6.46±1.89 岁的唐氏综合征儿童在 2—4 岁时的听力损失情况，他根据绘制出的每名儿童的年龄所对应的双耳或优耳的听力阈值，并将在所有测试中听阈值始终低于 30dB HL 的唐氏综合征儿童的听力定义为"令人满意的听力"，其余皆为有听力损失的情况，结果显示有 16 名（39.02%）唐氏

---

①　Tedeschi A. S., Roizen N. J., Taylor H. G., et al., "The Prevalence of Congenital Hearing Loss in Neonates with Down Syndrome", *The Journal of Pediatrics*, Vol. 166, No. 1, 2015, pp. 168-171.

②　Park A. H., Wilson M. A., Stevens P. T., et al., "Identification of Hearing Loss in Pediatric Patients with Down Syndrome", *Otolaryngology—head and Neck Surgery*: *Official Journal of American Academy of Otolaryngology-Head and Neck Surgery*, Vol. 146, No. 1, 2012, pp. 135-140.

③　陆秋霞、李佩华、李智华：《8094 例广州地区新生儿听力筛查报告》，《广州医学院学报》2011 年第 39 卷第 5 期。

④　Raut P., Sriram B., Yeoh A., et al., "High Prevalence of Hearing Loss in Down Syndrome at First Year of Life", *Annals of the Academy of Medicine Singapore*, Vol. 40, No. 11, 2011, pp. 493-498.

⑤　Gammon S. C., "Down Syndrome Phonology: Developmental Patterns and Intervention Strategies", *Down Syndrome Research and Practice*, Vol. 7, No. 3, 2001, pp. 93-100.

⑥　Roizen N. J., Wolters C., Nicol T., et al., "Hearing Loss in Children with Down Syndrome", *Journal of Pediatrics*, Vol. 123, No. 1, 1993, pp. 9-12.

综合征儿童存在不同程度的听力损失。[①] 奈廷格尔（Nightengale）研究了308 名平均年龄为 5.99±4.88 岁的唐氏综合征儿童的听力状况，他将 25dB HL 作为儿童有无听力损失的标准，研究表明，有 36.0% 的唐氏综合征儿童存在听力损失。[②]

　　另外，奈廷格尔等还探究了唐氏综合征儿童永久性听力损失和暂时性听力损失的发病率。他将"永久性听力损失"定义如下：单耳或双耳中存在感音神经性听力损失（听阈大于或等于 25dB HL）的儿童；出现与中耳积液无关的、未经治疗（如手术、抗生素）传导性听力损失的儿童（如持续性耳膜穿孔或在正常鼓膜运动情况下出现传导性听力损失的儿童）。结果表明，24.9% 的唐氏综合征儿童出现永久性听力损失，22%—30% 经历过短暂的听力损失。在这一研究中，研究者还探究了种族对唐氏综合征儿童听力损失的影响，结果表明，不同种族的唐氏综合征儿童在听力损失的发病率上无显著差异。莫哈德（Mohd）等研究了性别对唐氏综合征儿童听力损失的影响，结果表明，不同性别的唐氏综合征儿童的听力损失无显著差异。[③]

　　（二）唐氏综合征儿童听力损失的程度研究

　　麦克弗森（Mcpherson）等通过 TEOAE、PTA 和声导抗测研究了 92 名平均年龄为 12.1±3 岁（最大年龄 23.0 岁，最小年龄 6.4 岁）的唐氏综合征儿童的听力损失情况，结果表明唐氏综合征儿童的听力损失程度以轻度和中度为主。[④] 奥斯丁（Austeng）等通过纯音测试研究了 49 名年龄为 8 岁的唐氏综合征儿童的听力损失情况，结果显示，有 17 名（35%）儿童的听力正常，有 13 名（26%）儿童有轻度听力损失，有 3（6%）名儿童有中度听力损失，有 1 名（2%）儿童有严重听力损失。[⑤]

---

　　① Laws G., Hall A., "Early Hearing Loss and Language Abilities in Children with Down Syndrome", *International Journal of Language & Communication Disorders*, Vol. 49, No. 3, 2014, pp. 333-342.

　　② Nightengale E., Yoon P., Wolter-Warmerdam K., et al., "Understanding Hearing and Hearing Loss in Children with Down Syndrome", *American Journal of Audiology*, Vol. 26, No. 3, 2017, pp. 301-308.

　　③ Mohd Z. A., Fazlina W. H., Mazita, "The Evaluation of Hearing Loss in Children with Down Syndrome at University Kebangsaan Malaysia", *Pakistan Journal of Otolaryngology*, Vol. 28, 2012, pp. 75-79.

　　④ Mcpherson B., Lai P. S., Leung K. K., et al., "Hearing Loss in Chinese School Children with Down Syndrome", *International Journal of Pediatric Otorhinolaryngology*, Vol. 71, No. 12, 2007, pp. 1910-1915.

　　⑤ Austeng M. E., Harriet A., Falkenberg E., "Hearing Level in Children with Down Syndrome at the Age of Eight", *Research in Developmental Disabilities*, Vol. 34, No. 7, 2013, pp. 2251-2256.

　　另外，肖特（Shott）等纵向研究了唐氏综合征儿童的听力发展情况。结果表明，随着年龄的增长，听力正常的唐氏综合征儿童比例显著下降，但对大多数儿童来说，这个下降是比较轻微的。[1][2]

　　（三）唐氏综合征儿童听力损失的性质研究

　　根据气骨导测试的不同结果，听力损失可以分为传导性听力损失、感音神经性听力损失和混合性听力损失。若气导测试结果存在听力损失，而骨导测试结果正常，称为传导性听力损失；若气导骨导阈值均超出正常范围，且气导和骨导的差值小于 10dB HL，称为感音神经性听力损失，提示耳蜗或蜗后病变。若气导骨导阈值均超出正常范围，且气导和骨导的差值大于 10dB HL，称为混合听力损失。

　　莫哈德等通过 TEOAE、ABR 和纯音测听等测试，对 224 名年龄为 2 个月至 12 岁的唐氏综合征儿童的听力损失情况进行了研究，结果表明，被试表现为传导性听力损失的有 160 例（71.4%），表现为感音神经性听力损失的有 36 例（16.1%），表现为混合听力损失的有 6 例（2.7%）。[3] 马尼卡姆（Manickam）等分别统计了被试左耳和右耳的听力损失性质，结果表明，有 38.8%的左耳、44.4 的右耳表现为传导性听力损失；有 11.1% 的左耳，9.25%的右耳表现为感音神经性听力损失；有 11.1% 的左耳、11.1%的右耳表现为混合性听力损失。[4] 帕克等的研究也表明，没有通过 NBS 的唐氏综合征儿童，后期诊断为传导性听力损失的人数占总人数的 37.9%，诊断为传导性听力损失的占总人数的 5.7%。[5]

　　综上所述，（1）唐氏综合征儿童患有先天性听力损失的概率远高于普

　　①　Shott S. R., Joseph A., Heithaus D., "Hearing Loss in Children with Down Syndrome", *International Journal of Pediatric Otorhinolaryngology*, Vol. 61, No. 3, 2001, pp. 199-205.

　　②　Manickam V., Shott G. S., Heithaus D., et al., "Hearing Loss in Down Syndrome Revisited-15 Years Later", *International Journal of Pediatric Otorhinolaryngology*, Vol. 88, 2016, pp. 203-207.

　　③　Mohd Z. A., Fazlina W. H., Mazita, "The Evaluation of Hearing Loss in Children with Down Syndrome at University Kebangsaan Malaysia", *Pakistan Journal of Otolaryngology*, Vol. 28, 2012, pp. 75-79.

　　④　Manickam V., Shott G. S., Heithaus D., et al., "Hearing Loss in Down Syndrome Revisited-15 Years Later", *International Journal of Pediatric Otorhinolaryngology*, Vol. 88, 2016, pp. 203-207.

　　⑤　Park A. H., Wilson M. A., Stevens P. T., et al., "Identification of Hearing Loss in Pediatric Patients with Down Syndrome", *Otolaryngology—Head and Neck Surgery*: *Official Journal of American Academy of Otolaryngology-Head and Neck Surgery*, Vol. 146, No. 1, 2012, pp. 135-140.

通儿童；有 36%—78%的唐氏综合征儿童存在不同程度的听力损失；唐氏综合征儿童的听力损失发病率与种族和性别无关。（2）唐氏综合征儿童听力损失程度以轻度和中度为主。（3）唐氏综合征儿童最常见的听力损失类型为传导性听力损失。

二　唐氏综合征儿童语音识别能力的特征研究现状

语音识别阶段指把握语音主要特性，将不同语音进行区分的阶段。语音识别能力是衡量儿童这一阶段的主要指标。语音系统由一定数量的相互区别的音位组成，每个音位由一系列区别性特征决定。我们之所以能识别出两个不同的音位，是由于这两个音位具备不一样的区别性特征。由于不同的语言体系包含的语音系统不同，因此，不同语言体系下语音识别能力评估的常用测试形式及内容也有所差异。

（一）印欧语言体系下语音识别能力常用的测验形式

国外对儿童语音识别能力的研究开展较早，最初，研究者主要是通过不同的测验形式研究语言障碍儿童、语音障碍儿童和学习障碍儿童的语音识别能力。

1. 麦考密克玩具测验

麦考密克玩具测试（McCormick Toy Test）是麦考密克（McCormick）于 1977 年发明的用于评估儿童"词语识别阈值"（Word - discrimination Threshold）的一种测验形式。[1] 在这一测验中，测试者向被试呈现 14 个熟悉的玩具，然后测试者随机说出一个目标词，让儿童从众多玩具中选择与目标词最匹配的一个玩具。实验中的每个单词都有一个对应的匹配项，相互匹配的两个单词具有类似的双元音、不同的辅音（如：Plate/Plane）。在实验中，测试者的声音强度分为不同的级别，被试需在不同级别的目标词下进行反应。被试在某一最小的声音强度下的五次测试中有四次正确反应，这一声音强度就是被试的"词语辨别阈值"。在这一测试中，玩具的数量和测试形式可以根据儿童的认知发展而定。1989 年，乌西（Ousey）等人在麦考密克版本的基础上，开发了一个半自动版本，称为 IHR-McCormick 自动玩具辨别测试（IHR-McCormick Automated Toy Discrimination Test）。新版本通过

---

[1]　Mccormick B., "The Toy Discrimination Test: An Aid for Screening the Hearing of Children above a Mental Age of Two Years", *Public Health*, Vol. 91, No. 2, 1977, pp. 67-73.

电脑播放目标词语并能根据被试反应进行评分。与原始的测试相比，新测试版本的可靠性和灵敏性都有了一定的提高。① 1994 年，萨默菲尔（Summerfiel）等对这一测试形式的效度进行了研究，结果表明，这一类型的测试与纯音测听的结果存在高度相关。②

　　麦考密克玩具测试可以用于评估 2 岁及以上的儿童的词语识别阈值。此测试具有操作简单、儿童参与度高等优点。但是，在此测试中，儿童需要从十几种玩具中直接选择目标词汇，这对于低年龄的儿童来说无疑会是一个难点。另外，研究者很难通过这一测验方式来比较某一语言体系下儿童对不同类型语音识别能力的差异。

　　2. 婴幼儿视觉强化语音辨别测验

　　婴幼儿视觉强化的语音辨别（Visually Reinforced Infant Speech Discrimination，VRISD）测试是指通过听觉通道给被试呈现一个持续的、固定的、重复的刺激，当这一刺激中出现一个新异刺激时，让被试将头转向强化物。被试的这一反馈方式通过一个可以运动的玩具得到加强。艾勒斯（Eilers）等通过这一研究范式研究了 7 名平均年龄为 3 岁 2 个月、平均智商38.4 的智力障碍儿童与 8 名 7 个月大的普通婴儿对两对音位对的语音识别能力。在正式实验之前，研究者先教给所有被试正确的反馈方式，在确保所有被试均得这一反馈方式的基础上，开始正式实验。研究结果表明，智力障碍儿童在辨别辅音音位对上比辨别元音音位对上有更大的困难，而普通儿童对辅音和元音的辨别并没有表现出显著差异。③ 这说明智力障碍儿童在不同类型语音的辨别上是存在一定差异的。

　　婴幼儿视觉强化的语音辨别可用于评估年龄为几个月大的儿童的语音识别能力。但这一测试方式对主试测试环境的要求较高，评分标准也带有一定的主观性。

---

① Ousey J., Sheppard S., Twomey T., et al., "The IHR—McCormick Automated Toy Discrimination Test—Description and Initial Evaluation", *British Journal of Audiology*, Vol. 23, No. 3, 1989, pp. 245-249.

② Summerfield Q., Palmer A. R., Foster J. R., et al., "Clinical Evaluation and Test-Retest Reliability of the IHR—McCormick Automated Toy Discrimination Test", *British Journal of Audiology*, Vol. 28, No. 3, 1994, pp. 165-179.

③ Eilers R. E., Oller D. K., "A Comparative Study of Speech Perception in Young Severely Retarded Children and Normally Developing Infants", *Journal of Speech Language and Hearing Research*, Vol. 23, No. 2, 1980, p. 419.

3. 音位对比式识别能力测验

1988 年,布里曼(Bridgeman)等开发了音位对比式语音识别能力测试,用于研究儿童的语音识别能力。在这一测试中,被试需要判断连续呈现的两组语音内容是否相同。实验材料可以根据实验目的而定,研究者可以选择语音相似性高的真实词语,也可以选择语音相似性高的非词(Nonwords)。两组语音可以在单个音位特征上不同(如:t/s),也可以是某个音位组合不同(如:st/ts)。[1]

这一测验操作简单,能精确地考察儿童对不同类型音位对的识别能力,为儿童语音识别能力的评估提供更细致、更有效的数据,因而被广泛用于特殊儿童语音识别能力的研究中。[2]

(二)汉语体系下语音识别能力常用的测验形式

1. 语音均衡式识别能力测验

汉语普通话系统中常用的语音均衡式识别能力评估词表是中国聋儿康复研究中心孙喜斌教授研发的"儿童语音均衡式识别能力评估"词表。语音均衡是指词表中所有语音出现的概率与这些语音在日常生活中出现的概率是一致的。该词表包括 25 组均衡式韵母识别和 25 组均衡式声母识别,每一组声母或韵母均包含三个单音节词语(如:bai2、chai2、mai2)。在具体施测中,主试给被试展示图片,并告知被试这一张图片代表的含义,主试将三张图片显示完成后,说出一个目标词,被试根据目标词指认对应的图片。[3]

该词表充分考虑到儿童的心理特点和听觉发展规律。同时配有色彩丰富、贴近生活、通俗易懂的图片,为儿童语音识别能力评估的顺利进行提供了保障。由于该词表具有上述特点,已被广泛应用于障碍儿童语音识别能力的评估中。[4] 但是,使用该词表对儿童的语音识别能力进行评估时,儿童语

① Bridgeman E., Snowling M., "The Perception of Phoneme Sequence: A Comparison of Dyspraxic and Normal Children", *International Journal of Language & Communication Disorders*, Vol. 23, No. 2, 1988, pp. 245-252.

② Driscoe J., Bishop D. V. M., Frazier Norbury C., "Phonological Processing, Language, and Literacy: A Comparison of Children with Mild-to-moderate Sensorineural Hearing Loss and Those with Specific Language Impairment", *Journal of Child Psychology and Psychiatry*, Vol. 42, No. 3, 2001, pp. 329-340.

③ 刘巧云:《听觉康复的原理与方法》,华东师范大学出版社 2011 年版,第 28—35 页。

④ 李明英、李金花、庞婥月等:《学龄智力障碍儿童语音感知的特征研究》,《中国听力语言康复科学杂志》2016 年第 14 卷第 4 期。赵云静、孙洪伟、麻宏伟等:《功能性构音障碍患儿语音均衡式识别能力评估》,《中国康复》2012 年第 27 卷第 2 期。

音识别正确的前提是需要正确保持对三个相似单音节词语的记忆，这一测验形式对儿童短时记忆的要求较高，对存在认知障碍的儿童来说具有一定的挑战。

2. 音位对比式识别能力测验

2007 年，孙喜斌、刘巧云等提出了"儿童音位对比式听觉识别能力评估"，以汉语普通话系统中的最小音位对为材料对儿童的语音识别能力进行评估。最小音位对指仅有一个维度差异的音位对（如：bao1/mao1 这一对音节对比的是 b/m 音位，这两个音位的发音部位相同，仅有发音方式不同）。该评估材料包括 92 对韵母识别音位对和 87 对声母识别音位对。在具体施测中，主试给被试展示图片，并告知被试这一张图片代表的含义，主试将两张图片显示完成后，随机说出一个目标词，被试根据目标词指认对应的图片。①

与"儿童语音均衡式识别能力评估"相比，儿童在该测试中仅需记忆两个词语，这大大降低了对被试短时记忆的要求。由于该测验方式操作简单，评估结果对儿童语音识别能力干预的指导意义较大，目前被广泛应用于听障儿童、功能性构音障碍儿童语音识别能力的评估中。② 但是该词表包含的评估项目较多，测验时间较长。

另外，黄昭鸣、韩之娟编制了"构音语音能力评估词表"，该词表中包含儿童在言语产生过程容易混淆的 36 对核心音位对。③ 这 36 对音位对均是根据汉语普通话的构音生理进行的分类，并且均是儿童在生长发育过程最易发生混淆的音位对。虽然上述音位对主要用于儿童构音语音能力的评估，但是，由于语音感知是语音产生的基础，因此，也被用于特殊儿童语音识别能力的评估中。④

（三）唐氏综合征儿童语音识别能力的特征

凯恩斯（Cairns）等将麦考密克玩具测试进行了调整，并在此基础上研

---

① 刘巧云：《听觉康复的原理与方法》，华东师范大学出版社 2011 年版，第 28—35 页。

② 刘巧云、黄昭鸣、陈丽等：《人工耳蜗儿童、助听器儿童与健听儿童音位对比识别能力比较研究》，《中国特殊教育》2011 年第 2 期。杨文竹、赵云静、张成惠：《功能性构音障碍儿童与正常儿童的音位对比式言语识别能力的研究》，《中国儿童保健杂志》2015 年第 23 卷第 10 期。

③ 黄昭鸣、万勤、张蕾：《言语功能评估标准及方法》，华东师范大学出版社 2007 年版，第 49—83 页。

④ 张蕾：《听障儿童听觉和言语特征及其关系的研究与训练策略》，博士学位论文，华东师范大学，2011 年。

究了 18 名英语体系下年龄在 12—19.1 岁的唐氏综合征儿童的语音识别能力。在凯恩斯等的研究中，研究材料包括 7 对容易混淆的词语（如：horse/house、cup /duck 等），这些词语以 5 个不同的声音强度（72 dB HL、66 dB HL、60 dB HL、54 dB HL 和 48 dB HL）被录制于电脑上。在测试过程中，电脑以听觉的形式随机给出一个目标词，儿童根据目标词在 14 个词语中进行选择。儿童在每个声音强度下需进行 6 次选择，研究者根据儿童选择的结果确定其语音识别成绩。结果表明，唐氏综合征儿童在测试中的成绩低于普通儿童，但两组儿童的测试结果没有显著差异。[1]

凯勒（Keller）等对比了 8 名 5.7—12.8 岁的唐氏综合征儿童与非语言心理年龄匹配的普通儿童语音识别能力的差异，在这一研究中，所有唐氏综合征儿童的双耳听力阈值均低于 25dB HL。测试过程中，电脑的黑色屏幕中央显示四个白色方框。在每一项试验中，每个白色的方框会给儿童呈现一个音节，四个连续的音节由四个方框相继发出。第一个和最后一个方框的刺激是一样的。剩下两个方框中的刺激，有一个与已知刺激相同，即与第一个和最后一个刺激相同；另一个与上述所有刺激不同。被试需要从四个盒子中指认出与其他三个不同的盒子。本研究的实验材料为 5 对刺激对。结果表明，唐氏综合征儿童在 2 对音位对的识别上差于普通儿童。[2]

布罗克（Brock）等在布里曼音位对比式识别能力评估范式的基础上，评估了 21 名平均年龄为 18.42±3.92 岁唐氏综合征儿童及成人的语音识别能力。结果表明，唐氏综合征组对词语的识别能力差于同语言能力的普通儿童，但两组的成绩没有显著差异；唐氏综合征组对非词的识别能力显著低于普通儿童组。[3]

目前并没有发现汉语体系下专门针对唐氏综合征儿童语音识别能力的研究。李明英等使用"儿童语音均衡式识别能力评估"词表评估了智力障碍

[1] Cairns P., Jarrold C., "Exploring the Correlates of Impaired Non-Word Repetition in Down Syndrome", *British Journal of Developmental Psychology*, Vol. 23, No. 3, 2005, pp. 401-416.

[2] Keller-Bell Y., Fox R. A., "A Preliminary Study of Speech Discrimination in Youth with Down Syndrome", *Clinical Linguistics and Phonetics*, Vol. 21, No. 4, 2007, pp. 305-317.

[3] Brock J., Jarrold C., "Language Influences on Verbal Short-Term Memory Performance in Down Syndrome", *Journal of Speech Language and Hearing Research*, Vol. 47, No. 6, 2004, pp. 1334-1346.

儿童的语音识别能力[①]，虽然上述关于智力障碍儿童语音识别能力特征的研究涉及唐氏综合征儿童，研究结果能为唐氏综合征儿童语音感知与产生的理论与实践提供一定参考，但由于唐氏综合征儿童群体的特异性，这样的研究结果对其教育与康复的支持作用是远远不够的。因此，汉语体系下，唐氏综合征儿童语音识别能力的特征具体是怎样的，有待进一步探究。

综上所述，（1）相对而言，音位对比式识别能力测验是更适用于智力障碍儿童评估的一种有效形式。（2）印欧语言体系下，唐氏综合征儿童的语音识别能力是存在一定障碍的。目前并未发现汉语体系下，唐氏综合征语音识别能力特征的相关研究。因此，以汉语体系下音位对为材料，探究唐氏综合征儿童的语音识别能力特征是非常必要的。

三　唐氏综合征儿童言语短时记忆的特征研究现状

儿童在语音缓冲阶段的特征主要通过言语短时记忆体现。言语短时记忆障碍是唐氏综合征儿童最突出的障碍之一。[②] 国内外研究者使用不同的测试形式，通过与普通儿童、智力障碍儿童、威廉姆斯综合征（Williams Syndrome，WS）儿童和特定型语言障碍（Specific Language Impairment，SLI）儿童进行对比，研究了其言语短时记忆的特征。

（一）常用的短时记忆测验形式

1. 短时记忆广度测验

短时记忆广度测验（Span of Short-term Memory）是衡量言语短时记忆的常用方法。在这一测验过程中，主试向被试呈现一系列的言语刺激，被试根据记忆将上述刺激按照原来的顺序进行再现。只有被试再现的内容和顺序与之前的刺激完全一致才算正确。数字、词语或字母等刺激都可用于短时记忆测验，材料的性质不同，短时记忆广度也略有不同。[③] 记忆广度的测量单位是组块（Chunk），米勒（Miller）（1956）的研究表明，人的短时记忆广

---

① 李明英、李金花、庞焯月等：《学龄智力障碍儿童语音感知的特征研究》，《中国听力语言康复科学杂志》2016年第14卷第4期。

② Silverman W., "Down Syndrome: Cognitive Phenotype. Mental Retardation and Developmental Disabilities Research Reviews", Vol. 13, No. 3, 2007, pp. 228-236.

③ 朱滢主编：《实验心理学》（第4版），北京大学出版社2004年版，第206—207页。

度为 7±2 个组块，且这一数字不受个体所在种族和文化背景的影响。①

短时记忆广度测验具有操作方便、计分简单等特点。但这一测验形式存在以下不足。第一，测验需要被试以口语复述的形式进行反馈，因此，不太适用于存在言语障碍的儿童。正如本书中的唐氏综合征儿童，这一群体的构音器官（下颌、唇、舌等）的运动能力存在异常②，导致其出现言语清晰度低、流畅性差和速度慢等问题，这些问题会影响儿童在记忆广度测验的表现。第二，这一测验要求被试同时对刺激的项目信息（内容）和序列信息（顺序）进行存储，因此，这一测验形式不能为我们深入了解被试的项目短时记忆和顺序短时记忆的特征提供更具体的信息。

2. 非词复述测验

非词复述测验（Nonword Repetition）是指以听觉的形式向被试呈现一个无意义的、不熟悉的、或长或短的音节组合，然后让被试对音节组合进行复述的过程。③ 非词测验较少受被试词汇知识和上下文语境的影响，是一种更能体现儿童言语短时记忆的测验方法。④ 但与记忆广度测试一样，被试在非词测试中需要同时保持对项目信息和对顺序信息的记忆，因此我们不能根据测试结果分别了解被试对项目信息和对顺序信息的加工特征。

3. 项目短时记忆和顺序短时记忆测验

1974 年，比约克（Bjork）等提出了项目短时记忆（Item Short-term Memory）和顺序短时记忆（Serial Order Short-term Memory）的概念，并认为个体在加工项目信息和加工顺序信息时是存在差异的。⑤ 后续多项研究都支持了比约克等人的观点，表明项目短时记忆与顺序短时记忆的加工机制是

① Miller G. A., "The Magical Number Seven Plus or Minus Two: Some Limits on Our Capacity for Processing Information", *Psychological Review*, Vol. 63, 1956, pp. 81-87.

② Kent R. D., Vorperian H. K., "Speech Impairment in Down Syndrome: a Review", *Journal of Speech Language and Hearing Research*, Vol. 56, No. 1, 2013, pp. 178-210.

③ Baddeley A., "Working Memory and Language: an Overview", *Journal of Communication Disorders*, Vol. 36, No. 3, 2003, pp. 189-208.

④ Cairns P., Jarrold C., "Exploring the Correlates of Impaired non-word Repetition in Down Syndrome", *British Journal of Developmental Psychology*, Vol. 23, No. 3, 2005, pp. 401-416.

⑤ Bjork E. L., Healy A. F., "Short-Term Order and Item Retention", *Journal of Verbal Learning & Verbal Behavior*, Vol. 13, No. 1, 1974, pp. 80-97.

分离的。①

项目短时记忆是指对刺激的项目信息进行的记忆。在言语输入条件下，被试需要记忆的项目信息主要是刺激的语音信息。② 项目短时记忆的主要测验方法是项目再认测验，在这一测验中，主试先给被试呈现一组目标刺激，再给被试呈现一组探测刺激，被试通过记忆来判断目标刺激和探测刺激中包含的项目是否相同。

顺序短时记忆是指对项目的序列信息的记忆，即对项目出现的顺序进行的记忆。顺序短时记忆可以通过顺序再认测验和顺序重建测验进行考察。顺序再认测验是指让被试判断目标刺激和探测刺激中项目的相对位置异同的过程。顺序重建测验是指主试通过言语提示按照一定的顺序向被试呈现一系列刺激，要求被试按照最初的顺序对刺激进行重建的过程。③

（二）唐氏综合征儿童言语短时记忆的特征研究

1. 唐氏综合征儿童记忆广度的特征研究

学界通过数字广度和词语广度测验，通过与其他类型儿童对比，研究了唐氏综合征儿童记忆广度的特征。另外，也有研究者通过记忆广度测验纵向研究了唐氏综合征儿童的短时记忆发展情况。

在数字广度研究方面，伯德（Bird）和查普曼（Chapman）运用数字广度任务，对比了唐氏综合征儿童和同心理年龄（Mental Age）匹配的普通儿童短时记忆的差异，结果发现实验组唐氏综合征儿童的平均数字广度是 3.64 个组块，对照组普通儿童的平均数字广度为 5.27 个组块，实验组儿童的记忆广度极其显著低于对照组。④ 承惠京（Seung）等同样以唐氏综合征

---

① Brown G. D. A., Preece T., Hulme C., "Oscillator-Based Memory for Serial Order", *Psychological Review*, Vol. 107, No. 1, 2000, pp. 127-181. Nimmo L. M., Roodenrys S., "Investigating the Phonological Similarity Effect: Syllable Structure and the Position of Common Phonemes", *Journal of Memory & Language*, Vol. 50, No. 3, 2004, pp. 245-258.

② Majerus S., Poncelet M., Linden M. V. D., et al., "Lexical Learning in Bilingual Adults: The Relative Importance of Short-Term Memory for Serial Order and Phonological Knowledge", *Cognition*, Vol. 107, No. 2, 2008, pp. 395-419.

③ Majerus S., Poncelet M., Greffe C., et al., "Relations between Vocabulary Development and Verbal Short-Term Memory: The Relative Importance of Short-Term Memory for Serial Order and Item Information", *Journal of Experimental Child Psychology*, Vol. 93, No. 2, 2006, pp. 95-119.

④ Bird E. K., Chapman R. S., "Sequential Recall in Individuals With Down Syndrome", *Journal of Speech & Hearing Research*, Vol. 37, No. 6, 1994, pp. 1369-1380.

儿童和普通儿童为研究对象，通过数字广度测验研究了两组儿童的言语短时记忆，结果发现，实验组和对照组儿童的数字广度分别为 3.68 个和 5.15 个组块，实验组儿童的数字广度显著低于对照组儿童。[①] 另外，研究者也对比了唐氏综合征儿童与威廉姆斯综合征儿童的数字记忆广度的差异。威廉姆斯综合征是指 7 号染色体长臂近端上弹性蛋白基因微缺失导致的染色体疾病。[②] 因威廉姆斯综合征儿童和唐氏综合征儿童均以特定的神经心理和独特的脑形态为特征，研究者将两类儿童短时记忆进行了对比。科斯坦佐（Costanzo）等通过数字记忆广度测验，研究了两类儿童的言语短时记忆，结果表明，唐氏综合征儿童的数字记忆广度低于威廉姆斯综合征儿童。[③]

在词语广度研究方面，弗伦克尔（Frenkel）等对比了唐氏综合征儿童与心理年龄匹配的普通儿童对词语的记忆广度，结果表明，唐氏综合征儿童和普通儿童的词语广度分别为 2.28 个组块和 3.02 个组块，实验组儿童的成绩显著低于对照组。[④] 沈玫通过"麦卡锡儿童智能量表——中国修订版"中的数字广度和词语广度测验研究了 62 名汉语体系下唐氏综合征儿童的言语短时记忆，结果发现，被试的数字广度和词语广度分别为 3.36 个组块和 2.61 个组块。另外，在这一研究中，研究者还对比了唐氏综合征儿童数字和词语记忆广度的差异，结果表明，唐氏综合征儿童对词语的记忆广度要差于对数字的记忆广度。[⑤]

如果想更细致地了解唐氏综合征儿童的记忆广度特征，除横向研究外，也应纵向研究其短时记忆的发展情况。希克等对比了唐氏综合征儿童、普通

① Seung H. K., Chapman R., "Digit Span in Individuals with Down Syndrome and in Typically Developing Children: Temporal Aspects", *Journal of Speech Language and Hearing Research*, Vol. 43, No. 3, 2000, pp. 609-620.

② Jarrold C., Cowan N., Hewes A. K., et al., "Speech Timing and Verbal Short-Term Memory: Evidence for Contrasting Deficits in Down Syndrome and Williams Syndrome", *Journal of Memory & Language*, Vol. 51, No. 3, 2004, pp. 365-380.

③ Costanzo F., Varuzza C., Menghini D., et al., "Executive Functions in Intellectual Disabilities: a Comparison between Williams Syndrome and Down Syndrome", *Research in Developmental Disabilities*, Vol. 34, No. 5, 2013, pp. 1770-1780.

④ Frenkel S., Bourdin B., "Verbal, Visual, and Spatio-Sequential Short-Term Memory: Assessment of the Storage Capacities of Children and Teenagers with Down's Syndrome", *Journal of Intellectual Disability Research*, Vol. 53, No. 2, 2009, pp. 152-160.

⑤ 沈玫：《唐氏综合征儿童短时记忆的复述策略干预研究》，硕士学位论文，华东师范大学，2007 年。

儿童和特定型语言障碍儿童的言语短时记忆的发展。特定型语言障碍是指智力正常、听力正常，没有精神疾病，在正常环境中成长，但语言发育迟缓或异常的儿童。[①] 因特定型语言障碍儿童也普遍存在言语短时记忆缺陷[②]，研究者将两类儿童作为研究对象。在希克等的研究中，研究者对唐氏综合征儿童、普通儿童和特定型语言障碍儿童进行了为期一年的纵向研究，通过数字广度测验与词语广度测验记录了三组被试前后三次的言语短时记忆成绩。结果表明，与非语言心理年龄（Nonverbal Mental Age）匹配的两类对照组儿童比，唐氏综合征儿童无论是在数字广度测验还是词语广度测验中，其记忆广度的发展都较为缓慢。[③]

综上所述，唐氏综合征儿童在记忆广度测验中具有以下特征：（1）唐氏综合征儿童的数字广度平均为2—4个组块，词语广度平均为2—3个组块，儿童对数字的记忆略优于对词语的记忆；（2）无论是与普通儿童比，还是与其他障碍类型的儿童比，唐氏综合征儿童的短时记忆广度都较差；（3）从纵向发展来看，唐氏综合征儿童的短时记忆广度提升是较为缓慢的。

2. 唐氏综合征儿童非词复述能力的特征研究

与数字测验和词语测验一样，非词测验也是衡量唐氏综合征儿童言语短时记忆的一种有效方法。[④]

卡里安（Kari-Anne）等使用"儿童非词测试——挪威语版"（Norwegian version of the Children's Test of Nonword Repetition）研究了唐氏综合征儿童的言语短时记忆，结果表明，唐氏综合征儿童在非词复述任务中的表现差于对照组的普通儿童。[⑤] 另外，在这一研究中，研究者还记录了三次（相邻

---

① Bishop D. V., "Genetic and Environmental Risks for Specific Language Impairment in Children", *International Journal of Pediatric Otorhinolaryngology*, Vol. 356, No. 1407, 2001, pp. 369-380.

② Montgomery J. W., "Working Memory and Comprehension in Children with Specific Language Impairment: What We Know so Far", *Journal of Communication Disorders*, Vol. 36, No. 3, 2003, pp. 221-231.

③ Hick R. F., Botting N., Contiramsden G., "Short-Term Memory and Vocabulary Development in Children with Down Syndrome and Children with Specific Language Impairment", *Developmental Medicine & Child Neurology*, Vol. 47, No. 8, 2005, pp. 532-538.

④ Laws G., "The Use of Nonword Repetition as a Test of Phonological Memory in, Children with Down Syndrome", *Journal of Child Psychology & Psychiatry*, Vol. 39, No. 8, 2010, pp. 1119-1130.

⑤ Næss K. A. B., Lervåg A., Lyster S. A. H., et al., "Longitudinal Relationships between Language and Verbal Short-Term Memory Skills in Children with Down Syndrome", *Journal of Experimental Child Psychology*, Vol. 135, 2015, pp. 43-55.

两次时间间隔为一年）唐氏综合征儿童、普通儿童的非词复述能力，结果表明，唐氏综合征儿童非词复述能力的发展落后于对照组的普通儿童。劳斯等的研究也表明，与非语言心理年龄匹配的普通儿童比，唐氏综合征儿童在非词复述任务中的表现较差。① 上述研究表明，唐氏综合征儿童的非词复述能力低于对照组的普通儿童；与普通儿童比，唐氏综合征儿童非词复述能力的发展较慢。

3. 唐氏综合征儿童项目短时记忆与顺序短时记忆的特征研究

布罗克等以非词和词语为材料，以再认的方式研究了唐氏综合征儿童的项目短时记忆。在这一研究中，一半测验的探测刺激和目标刺激是相同的；在另一半测验中，探测刺激和目标刺激中的一个项目被替代，替代的两个项目的语音相似性较高，差异仅来源于音位水平，未被替代的项目的位置保持不变。结果表明，唐氏综合征儿童在非词和词语项目再认任务中的表现均极其显著低于对照组的普通儿童。② 贾罗尔德（Jarrold）等的研究也得到相同的结论。③ 另外，史密斯（Smith）等探究了语音的相似度和词频对唐氏综合征儿童项目短时记忆的影响，结果表明，唐氏综合征儿童对语音相似度高、出现频率高的语音材料的项目短时记忆好于语音相似度低、出现频率低的材料。④ 上述研究表明，唐氏综合征儿童的项目短时记忆存在缺陷；语音相似度高、出现频率高的语音材料有助于唐氏综合征儿童项目短时记忆的提升。

在布罗克等的研究中，研究者还通过再认的方式研究了唐氏综合征儿童的顺序短时记忆，结果表明，唐氏综合征儿童对非词和词语的顺序短时记忆

① Laws G., Bishop D. V., "A Comparison of Language Abilities in Adolescents with Down Syndrome and Children with Specific Language Impairment", *Journal of Speech Language and Hearing Research*, Vol. 46, No. 6, 2003, pp. 1324-1339.

② Brock J., Jarrold C., "Language Influences on Verbal Short-Term Memory Performance in Down Syndrome: Item and Order Recognition", *Journal of Speech Language and Hearing Research*, Vol. 47, No. 6, 2004, pp. 1334-1346.

③ Jarrold C., Thorn A. S., Stephens E., "The Relationships among Verbal Short-Term Memory, Phonological Awareness, and New Word Learning: Evidence from Typical Development and Down Syndrome", *Journal of Experimental Child Psychology*, Vol. 102, No. 2, 2009, pp. 196-218.

④ Smith E., Jarrold C., "Demonstrating the Effects of Phonological Similarity and Frequency on Item and Order Memory in Down Syndrome using Process Dissociation", *Journal of Experimental Child Psychology*, Vol. 128, No. 128, 2014, pp. 69-87.

均显著低于对照组的普通儿童。① 史密斯等的研究表明，唐氏综合征儿童对语音相似度低、出现频率高的语音材料的顺序短时记忆高于语音相似度高、出现频率低的材料。② 通过上述分析可知，唐氏综合征儿童的顺序短时记忆存在缺陷；语音相似度低、出现频率高的语音材料有助于唐氏综合征儿童顺序短时记忆的提升。

综上所述，（1）项目短时记忆测验和顺序短时记忆测验是评估唐氏综合征儿童对项目信息加工和顺序信息加工的有效形式，而且在这两类测验中，被试可通过再认和重建等非言语形式进行反馈，这最大限度地降低了对被试的言语应答要求。但目前并没有发现汉语体系下对唐氏综合征儿童项目短时记忆和顺序短时记忆特征的研究。（2）无论是在记忆广度测验、非词复述测验、项目短时记忆测验还是顺序短时记忆测验中，唐氏综合征儿童的言语短时记忆均存在一定程度的缺陷；无论是与同等水平的普通儿童、威廉姆斯综合征儿童还是特定型语言障碍儿童比，唐氏综合征儿童的言语短时记忆都较差。

小　结

第一，国外关于唐氏综合征儿童听力特征的研究都表明唐氏综合征儿童的听力损失问题普遍存在，并且呼吁开展后续研究。然而，国内关于唐氏综合征儿童听力特征的研究较少，因此，探究汉语体系下唐氏综合征儿童的听力损失的发生率、听力损失的程度和听力损失的性质等特征，对其教育与康复来说是非常有意义的。

第二，印欧语言体系下，唐氏综合征儿童的语音识别能力是存在一定障碍的。目前并未发现汉语体系下，唐氏综合征语音识别能力特征的相关研究。在语音识别能力评估的多种测试形式中，音位对比式识别能力测验能最大限度降低对被试短时记忆的要求，是更适用于智力障碍儿童评估的一种有效形式。因此，以汉语体系下音位对为材料，探究唐氏综合征儿童语音识别

---

① Brock J., Jarrold C., "Language Influences on Verbal Short-Term Memory Performance in Down Syndrome: Item and Order Recognition", *Journal of Speech Language and Hearing Research*, Vol. 47, No. 6, 2004, pp. 1334-1346.

② Smith E., Jarrold C., "Demonstrating the Effects of Phonological Similarity and Frequency on Item and Order Memory in Down Syndrome Using Process Dissociation", *Journal of Experimental Child Psychology*, Vol. 128, No. 128, 2014, pp. 69-87.

能力的特征是非常必要的。

第三，唐氏综合征儿童普遍存在言语短时记忆缺陷，这一缺陷不仅表现在对项目信息的加工上，还表现在对顺序信息的加工上。由于项目短时记忆和顺序短时记忆的加工机制是分离的。因此，若要深入了解唐氏综合征儿童言语短时记忆的特征，应分别关注其对项目信息和对顺序信息的加工。但目前国内关于这两方面的研究较少。

第三节　唐氏综合征儿童语音不同加工阶段的关系及对词汇理解能力的影响研究进展

通过前一节内容可知，唐氏综合征儿童在听觉察知、语音识别和语音输入缓冲阶段均存在一定程度的障碍。由于听觉感受、语音识别和语音输入缓冲是三个前后递进的阶段，后一阶段的障碍有可能与前一阶段的障碍有关。因此，若要探究唐氏综合征儿童的听力、语音识别能力和言语短时记忆对词汇理解能力产生的具体影响，应先了解上述几种能力之间是否存在相互影响的关系。只有找到了影响唐氏综合征儿童词汇理解能力的关键因素，才能为其干预提供针对性策略。

一　唐氏综合征儿童语音不同加工阶段的关系研究现状

（一）听力对语音识别能力的影响研究

甘蒙（Gammon）等曾描述性分析了影响唐氏综合征儿童语音能力的因素，认为听力损失是导致其语音能力较低的一个因素，但研究并没有为这一假设提供数据支持。[①] 凯勒等也认为，听力障碍会导致唐氏综合征儿童的语音识别能力较差，因此，在唐氏综合征儿童语音识别能力特征的研究中，研究者排除了有听力障碍的儿童。[②] 若想深入了解唐氏综合征听力问题与其语音识别能力的关系，应把听力作为一个控制变量，研究有无听力障碍的唐氏综合征儿童的语音识别能力的差异。

---

① Stoel - Gammon, Carol., "Phonological Development in Down Syndrome", *Developmental Disabilities Research Reviews*, Vol. 3, No. 4, 1997, pp. 300-306.

② Keller-Bell, Yolanda, Fox R. A., "A Preliminary Study of Speech Discrimination in Youth with Down Syndrome", *Clinical Linguistics & Phonetics*, Vol. 21, No. 4, 2007, pp. 305-317.

（二）语音识别能力对言语短时记忆的影响研究

唐氏综合征儿童的语音识别能力存在异常①，语音识别是语音输入缓冲的前一阶段，言语短时记忆以语音编码能力为基础②，因此，唐氏综合征儿童的语音输入缓冲阶段的障碍是否由语音识别阶段的障碍引起？为回答这一问题，研究者做了相关研究。

布罗克等以英语体系下的单音节词为材料，通过判断两个词异同的方式考察了唐氏综合征儿童的语音识别能力；通过再认的方式考察了唐氏综合征儿童对不同长度刺激的言语短时记忆。通过回归分析的方法研究了唐氏综合征儿童语音识别能力与言语短时记忆的关系，结果表明唐氏综合征儿童的语音识别能力与其言语短时记忆能力的相关度较低。③ 珀泽（Purser）等比较了唐氏综合征儿童和普通儿童在语音识别任务和言语短时记忆任务中的差异，结果表明唐氏综合征儿童与普通儿童在语音识别能力上的差异较小，但在短时记忆上的差异较大，基于此，得出"唐氏综合征儿童的言语短时记忆不是由于语音识别能力较差所导致"的结论。④ 目前尚未见以汉语体系下单音节词为材料，探究唐氏综合征儿童的语音识别能力对言语短时记忆影响的研究。

二　唐氏综合征儿童语音不同加工阶段对词汇理解能力的影响研究现状

（一）听力对词汇理解能力的影响

听力损失在唐氏综合征儿童中普遍存在，可能是影响唐氏综合征儿童词汇理解能力的一个因素。

劳斯等研究了24名没有佩戴辅听设备的唐氏综合征儿童的平均听阈与词汇理解能力的关系，结果表明儿童的平均听力阈值与词汇理解能力呈显著

---

① Keller-Bell Y., Fox R. A., "A Preliminary Study of Speech Discrimination in Youth with Down Syndrome", *Clinical Linguistics and Phonetics*, Vol. 21, No. 4, 2007, pp. 305-317.

② Brady S. A., *Ability to Encode Phonological Representations：An Underlying Difficulty of Poor Readers*, New Jersey：Lawrence Erlbaum Press, 1997, pp. 21-47.

③ Brock J., Jarrold C., "Language Influences on Verbal Short-Term Memory Performance in Down Syndrome：Item and Order Recognition", *Journal of Speech Language and Hearing Research*, Vol. 47, No. 6, 2004, pp. 1334-1346.

④ Purser H. R. M., Jarrold C., "Poor Phonemic Discrimination does not Underlie Poor Verbal Short-Term Memory in Down Syndrome", *Journal of Experimental Child Psychology*, Vol. 115, No. 1, 2013, pp. 1-15.

负相关。[①] 在劳斯等的另一项研究中，研究者回顾性分析了 41 名 2—4 岁的唐氏综合征儿童的听力特征，并在此基础上对比了听力正常的唐氏综合征儿童和存在听力障碍的唐氏综合征儿童的语言能力差异，结果表明在排除了生理年龄和非语言心理年龄对儿童语言能力的影响后，两组儿童的词汇理解能力存在显著差异。因此，研究者认为，唐氏综合征儿童早期的听力损失对其语言发展有显著影响，并呼吁对存在持续性听力损失的唐氏综合征儿童应给予及时的言语语言康复。[②] 查普曼等研究了 48 名年龄在 5—20 岁的唐氏综合征儿童的平均听力阈值和词汇理解能力的关系，结果表明被试的听力阈值预测了 4% 的词汇和句法理解分数。[③] 上述研究通过不同的研究方法探究了唐氏综合征儿童的听力损失与其词汇理解能力的关系，结果表明，听力损失是影响词汇理解能力的一个因素。

但也有部分研究者认为，唐氏综合征儿童的听力损失并非影响词汇理解能力的一个因素。罗伊森等以 47 名年龄在 2 个月至 3.5 岁的唐氏综合征儿童为对象，通过让这些儿童的父母完成语言量表，来研究听力问题对唐氏综合征儿童语言能力的影响，结果表明，有听力障碍和没有听力障碍的唐氏综合征儿童的语言能力无显著差异。[④] 但是，此研究中有 57% 的唐氏综合征儿童年龄在一岁以内，处于前语言阶段，尚不具备产生清晰语音的能力。因此，通过这部分被试的研究结果来说明唐氏综合征儿童的听力对其语言能力没有影响显然是缺乏说服力的。阿贝杜托（Abbeduto）等对比了唐氏综合征儿童和脆性 X 综合征（Fragile X Syndrome，FXS）儿童的平均听力阈值，结果表明，虽然唐氏综合征儿童的平均听力阈值显著高于对

---

① Laws G., Gunn D., "Phonological Memory as a Predictor of Language Comprehension in Down Syndrome: A Five-year Follow-up Study", *Journal of Child Psychology and Psychiatry*, Vol. 45, No. 2, 2004, pp. 326-337.

② Laws G., Hall A., "Early Hearing Loss and Language Abilities in Children with Down syndrome", *International Journal of Language & Communication Disorders*, Vol. 49, No. 3, 2014, pp. 333-342.

③ RS., "Language Skills of Children and Adolescents with Down Syndrome I. Comprehension", *Journal of Speech Language and Hearing Research*, Vol. 41, No. 4, 1991, pp. 1106-1120.

④ Roizen N. J., Wolters C., Nicol T., et al., "Hearing Loss in Children with Down Syndrome", *Journal of Pediatrics*, Vol. 123, No. 1, 1993, pp. 9-12.

照组儿童，但唐氏综合征儿童的平均听力阈值与其词汇理解能力无显著相关。[1] 在这一研究中，研究者对平均听阈的计算方式是儿童的气导在500Hz、1000Hz 和 2000Hz 纯音的平均听阈值，并没有把高频的 4000Hz 考虑在内，而唐氏综合征儿童的高频听力损失也是较为严重的[2]，因此，平均听力阈值的计算方式可能会影响研究结果。

综上所述，研究者通过不同的研究方法探究了唐氏综合征儿童的听阈与词汇理解能力的关系。但目前关于唐氏综合征儿童的听力损失是否是影响其词汇理解能力的一个因素，这一问题的研究还存在一定的争议。

（二）语音识别能力对词汇理解能力的影响

贾罗尔德等研究了唐氏综合征儿童的语音识别能力和词汇理解能力的关系，结果表明唐氏综合征儿童的语音识别能力与词汇理解能力显著相关。[3] 目前并没有发现其他关于唐氏综合征儿童语音识别能力和词汇理解能力关系的研究。

（三）言语短时记忆对词汇理解能力的影响

劳斯等研究了 30 名唐氏综合征儿童的言语短时记忆与后期词汇理解能力的关系，结果表明，唐氏综合征儿童前期的言语短时记忆与后期的词汇理解能力显著相关，即唐氏综合征儿童言语短时记忆对后期词汇理解能力的发展起重要作用。[4] 但在这一研究中，被试的言语短时记忆通过非词复述和数字记忆广度测验进行测量，由于这两种测验方式均同时考察被试对项目信息和顺序信息的加工，因此，研究结果不能为我们了解唐氏综合征儿童项目短时记忆和顺序短时记忆对词汇理解能力产生的具体影响提供更具体的信息。另外，贾罗尔德等通过回归分析研究了 22 名唐氏综合征儿童的言语短时记

---

① Abbeduto L., Murphy M. M., Cawthon S. W., et al., "Receptive Language Skills of Adolescents and Young Adults with Down or Fragile X Syndrome", *American Journal of Mental Retardation*, Vol. 108, No. 108, 2003, pp. 149–160.

② Mcpherson B., Lai P. S., Leung K. K., et al., "Hearing Loss in Chinese School Children with Down Syndrome", *International Journal of Pediatric Otorhinolaryngology*, Vol. 71, No. 12, 2007, pp. 1910–1915.

③ Jarrold C., Baddeley A. D., "Short-term Memory for Verbal and Visuo-Spatial Information in Down's Syndrome", *Cognitive Neuropsychiatry*, 1997, pp. 101–122.

④ Laws G., Gunn D., "Phonological Memory as a Predictor of Language Comprehension in Down Syndrome: A Five-year Follow-up Study", *Journal of Child Psychology and Psychiatry*, Vol. 45, No. 2, 2004, pp. 326–337.

忆与新词学习之间的关系，结果表明唐氏综合征儿童的言语短时记忆与新词学习之间存在显著线性关系。[①] 虽然这一研究中研究者测验了唐氏综合征儿童的顺序短时记忆和项目短时记忆，但在结果分析时并没有分别讨论这两种短时记忆对新词学习产生的具体影响。

马耶鲁斯（Majerus）等通过顺序重建任务研究了唐氏综合征儿童的顺序短时记忆，并通过回归分析探讨了唐氏综合征儿童顺序短时记忆与词汇理解能力的关系。结果表明，唐氏综合征儿童的顺序短时记忆与其词汇理解能力显著相关。[②] 但在这一研究中，研究者只分析了唐氏综合征儿童的顺序短时记忆对词汇理解能力的影响，并没有将项目短时记忆作为一个自变量进行考虑。虽然对普通儿童和双语成年人的研究都表明，与项目短时记忆相比，被试的顺序短时记忆对其词汇理解能力的影响和预测作用更大[③]，但由于唐氏综合征儿童具有一定的群体特异性，唐氏综合征儿童项目短时记忆、顺序短时记忆与词汇理解能力的关系是否表现出和普通儿童一致的特征？上述问题需要进一步探究。

综上所述，研究者通过不同的测试方式和研究方法研究了唐氏综合征儿童言语短时记忆与词汇理解能力的关系，并得到较为一致的研究结果，即唐氏综合征儿童的言语短时记忆对词汇理解能力有显著的影响和预测作用。但是，目前研究也存在以下不足：已有研究没有从项目短时记忆和顺序短时记忆的角度分别去探究这两种短时记忆对词汇理解能力产生的具体影响。

小　结

第一，目前国内尚未发现探究唐氏综合征儿童听力对语音识别能力影响

---

① Jarrold C., Thorn A. S. C., Stephens E., "The Relationships among Verbal Short-Term Memory, Phonological Awareness, and New Word Learning: Evidence from Typical Development and Down Syndrome", *Journal of Experimental Child Psychology*, Vol. 102, No. 2, 2009, pp. 210-218.

② Majerus S., Barisnikov K., "Verbal Short-Term Memory Shows a Specific Association with Receptive but not Productive Vocabulary Measures in Down Syndrome", *Journal of Intellectual Disability Research*, Vol. 62, No. 1, 2018, pp. 10-20.

③ Leclercq A. L., Majerus S., "Serial-Order Short-Term Memory Predicts Vocabulary Development: Evidence from a Longitudinal Study", *Developmental Psychology*, Vol. 6, No. 2, 2010, pp. 417-427. Majerus S., Poncelet M., Linden M. V. D., et al., "Lexical Learning in Bilingual Adults: The Relative Importance of Short-Term Memory for Serial Order and Phonological Knowledge", *Cognition*, Vol. 107, No. 2, 2008, pp. 395-419.

和语音识别能力对项目短时记忆和顺序短时记忆影响的相关研究。而且我国的语言体系以汉语普通话为主，汉语普通话是一种典型的声调语言。因此，探究汉语体系下唐氏综合征儿童语音不同加工阶段的能力是否存在影响的关系是非常必需的。

第二，虽然国外有关于唐氏综合征儿童的听力、语音识别能力和顺序短时记忆对词汇理解能力影响的研究，但已有研究基本只考虑其中的一个因素对词汇理解能力的影响，显然，这样的研究结果是不能为唐氏综合征儿童词汇理解能力的干预提供更有效参考的。因此，我们应在探究听力、语音识别能力、项目短时记忆和顺序短时记忆之间是否具有影响关系的基础上，尽可能多地将上述因素考虑在内，来探究不同因素对唐氏综合征儿童词汇理解能力的具体影响。只有这样，才能为唐氏综合征儿童词汇理解能力的干预提供更有针对性的策略。

第四节　问题提出、研究目的与研究框架

一　问题提出

词汇理解作为一种语言行为，是在我们信息加工系统的控制下进行的，涉及听觉察知、语音识别和语音输入缓冲等多个由低到高的加工阶段。上述阶段主要受到听力、语音识别能力、项目短时记忆和顺序短时记忆的影响。国外关于唐氏综合征儿童词汇理解能力特征的研究较多，部分研究者认为唐氏综合征儿童的词汇理解能力存在一定障碍。唐氏综合征儿童的词汇理解能力较差是否受到前面语音不同加工阶段的影响？语音不同加工阶段对应的能力对唐氏综合征儿童词汇理解能力的影响是否存在差异？若要回答上述问题，应先探明汉语体系下唐氏综合征儿童的听力、语音识别能力、项目短时记忆和顺序短时记忆的特征及关系，然后再探究上述几种能力对词汇理解能力产生的具体影响。基于此，本研究需要具体研究的问题如下：

第一，学龄段唐氏综合征儿童词汇理解能力是否存在障碍？目前国外通过研究唐氏综合征儿童词汇理解能力与认知能力发展是否同步来探究这一群体是否具有词汇理解能力障碍。国内尚未有相关研究，显然这是不利于唐氏综合征儿童词汇理解能力干预的。因此，从探究唐氏综合征儿童词汇理解能力与认知能力发展是否同步的角度来研究其词汇理解能力的特征，并为其语

言康复提供指导是非常必要的。

第二，汉语体系下唐氏综合征儿童在听觉察知、语音识别和语音输入缓冲三个阶段的特征如何？上述三个阶段的特征主要通过听力、语音识别能力、项目短时记忆和顺序短时记忆体现。因此，本部分主要解决以下问题：（1）唐氏综合征儿童听力的特征如何？（2）唐氏综合征儿童语音识别能力的特征如何？（3）唐氏综合征儿童项目短时记忆和顺序短时记忆的特征如何？

第三，如果唐氏综合征儿童在听觉察知、语音识别和语音输入缓冲三个阶段均存在一定程度的障碍，语音加工通路中后一阶段出现的障碍是否与前一阶段的障碍有关？上述不同阶段的障碍对词汇理解能力产生的具体影响到底如何？基于此，本部分主要解决以下问题：（1）唐氏综合征儿童的听力是否是导致语音识别能力较差的因素？（2）唐氏综合征儿童的语音识别能力是否是导致项目短时记忆和顺序短时记忆较差的因素？（3）唐氏综合征儿童的听力、语音识别能力、项目短时记忆和顺序短时记忆对词汇理解能力产生的具体影响如何？

第四，基于前期研究结果，能否构建一种基于语音加工支持的唐氏综合征儿童词汇理解能力干预模式？与传统单一的词汇理解能力干预模型相比，这样综合的干预模式是否更有助于唐氏综合征儿童词汇理解能力的提升？

二 研究目的

（一）探明唐氏综合征儿童词汇理解能力的特征

这部分研究主要是通过对比唐氏综合征儿童与同智力水平的普通儿童的词汇理解能力差异，来探究唐氏综合征儿童词汇理解能力的特征，即探明唐氏综合征儿童是否具有词汇理解能力障碍。

（二）探明唐氏综合征儿童语音不同加工阶段的特征

这部分的研究目的是探究唐氏综合征儿童听觉感受、语音识别和语音输入缓冲阶段的特征，上述阶段主要通过听力、语音识别能力、项目短时记忆和顺序短时记忆的体现。因此，本部分研究目的如下：（1）在听力损失的特征研究方面，主要探讨唐氏综合征儿童听力损失的发病率、损失程度、损失性质及中耳声导抗的特征。（2）在语音识别能力的特征研究方面，主要探讨汉语体系下唐氏综合征儿童的语音识别能力是否落后于同智力水平的普通儿童；汉语体系下唐氏综合征儿童对不同类型语音的识别是否存在差异。

（3）在项目短时记忆的特征研究方面，主要探究汉语体系下唐氏综合征儿童的项目短时记忆是否落后于同智力水平的普通儿童；唐氏综合征儿童对不同类型语音的项目短时记忆是否存在差异；在顺序短时记忆的特征研究方面，主要探究汉语体系下唐氏综合征儿童的顺序短时记忆是否落后于同智力水平的普通儿童；唐氏综合征儿童对不同位置语音的顺序短时记忆是否存在差异。

（三）探明唐氏综合征儿童语音不同加工阶段的关系及对词汇理解能力的影响

为探究唐氏综合征儿童语音不同加工阶段对词汇理解能力的具体影响，首先应探明语音不同后一阶段的表现是否与前一阶段的障碍有关。因此，本书研究目的如下：（1）探究唐氏综合征儿童的听力是否是影响语音识别能力的因素。（2）探究唐氏综合征儿童的语音识别能力是否是影响项目短时记忆和顺序短时记忆的因素。（3）探究唐氏综合征儿童的听力、语音识别能力、项目短时记忆和顺序短时记忆对词汇理解能力的具体影响。

（四）为唐氏综合征儿童词汇理解能力的干预构建有效的干预模式

传统的唐氏综合征儿童词汇理解能力干预模式都是以核心词汇为主的语言能力干预，显然这种干预模式是较为单一的。本书主要是在找到影响唐氏综合征儿童词汇理解能力的关键因素的基础上，构建一种基于语音加工支持的词汇理解能力干预模式，并通过实证研究验证这一模式的有效性。

三　研究框架

紧扣研究目的，本书设计了研究框架图，如图1-4-1所示。

由图1-4-1可知，本书研究分为四个部分。

第一部分（研究一）为唐氏综合征儿童词汇理解能力的特征研究。主要通过对比同智力水平的唐氏综合征儿童和普通儿童的词汇理解能力的差异，来探究学龄段唐氏综合征儿童的词汇理解能力是否存在障碍。

第二部分（研究二）为唐氏综合征儿童语音不同加工阶段的特征研究。这部分包括三个子研究。第一个子研究是探究唐氏综合征儿童听力（听觉察知阶段）的特征。本研究通过气导纯音测听、骨导纯音测听和声导抗测试三项内容探究唐氏综合征儿童听力损失的发病率、损失程度、损失性质和中耳声导抗特征。第二个子研究是探究唐氏综合征儿童语音识别能力（语音识别阶段）的特征。由于音位对识别能力测验具有最大限度降低被试短

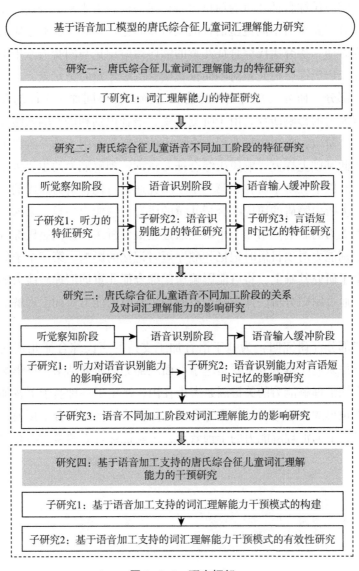

图 1-4-1　研究框架

时记忆负载并能最大限度体现被试语音识别精准性的特点，因此，通过 36
对汉语体系下的音位对来考察唐氏综合征儿童与普通儿童在声母识别、韵母
识别和声调识别中的差异。第三个子研究是以汉语体系下 36 对音位对包含
的 50 个单音节词为基础，编制不同长度的项目短时记忆和顺序短时记忆测
试材料，并通过再认的方式探究汉语体系下唐氏综合征儿童项目短时记忆和
顺序短时记忆（语音输入缓冲阶段）的特征。在项目短时记忆的特征研究

方面，探究唐氏综合征儿童的项目短时记忆与同智力水平的普通儿童的差异及唐氏综合征儿童对不同类型语音的项目短时记忆差异。在顺序短时记忆的特征研究方面，探究唐氏综合征儿童的顺序短时记忆与同智力水平的普通儿童的差异及唐氏综合征儿童对不同位置语音的顺序短时记忆差异。

第三部分（研究三）为唐氏综合征儿童语音不同加工阶段的关系及对词汇理解能力的影响研究。由于听觉感受、语音识别和语音输入缓冲是前后关联的三个阶段，首先应探明后一个阶段的障碍是否由于前一阶段的问题引起，并在此基础上探究影响唐氏综合征儿童词汇理解能力的主要因素。因此本部分含有以下三个子研究。第一个子研究通过对比有听力障碍的唐氏综合征儿童和无听力障碍的唐氏综合征儿童的语音识别能力差异，来探究听力对语音识别能力的影响。第二个子研究通过差值分析法，探究唐氏综合征儿童的语音识别能力对项目短时记忆和顺序短时记忆的影响。第三个子研究是在上述两个子研究基础上，将可能影响唐氏综合征儿童词汇理解能力的因素考虑在内，通过回归分析法探究语音不同加工阶段的能力对词汇理解能力的具体影响。

第四部分（研究四）为基于语音加工支持的唐氏综合征儿童词汇理解能力的干预研究。本部分主要是基于前面三部分的研究结果，将影响唐氏综合征儿童词汇理解能力的关键因素考虑在内，制定了一种基于语音加工支持的综合干预模式。通过对比唐氏综合征儿童在这一新型综合干预模式下与传统干预模式下词汇理解能力的干预效果，来验证综合干预模式的有效性。

第二章

唐氏综合征儿童词汇理解能力的特征研究

　　词汇理解能力是衡量个体语言能力的重要指标。目前关于唐氏综合征儿童词汇理解能力特征的研究主要是通过探究这一群体词汇理解能力的发展与认知能力发展的关系，来探究唐氏综合征儿童是否具有词汇理解能力障碍。

　　通过第一章内容可知，目前对于这一问题的研究还存在一定的争议。被试的数量、年龄范围、听力水平及测验工具等可能是导致研究结果产生分歧的主要因素。虽然我国有关于唐氏综合征儿童语言能力发展落后于认知能力的研究[①]，但此研究并未从词汇理解的角度分析唐氏综合征儿童词汇理解与认知能力的关系，研究结果不能为唐氏综合征儿童词汇理解能力的干预提供更具体的参考。因此，本章内容将通过探讨汉语体系下唐氏综合征儿童词汇理解能力与认知能力的关系，来研究学龄段唐氏综合征儿童词汇理解能力是否具有障碍。

一　研究目的及假设

　　本节将采用与卡塞利等相同的研究范式[②]，通过比较学龄段唐氏综合征儿童和与其智力水平匹配的普通儿童的词汇理解能力的差异，来探究学龄段唐氏综合征儿童词汇理解能力的发展与认知能力发展的关系，以此来说明学龄段唐氏综合征儿童的词汇理解能力特征，即儿童的词汇理解能力是否存在一定的障碍。

　　本章的研究假设是，如果学龄段唐氏综合征儿童的词汇理解能力显著高

---

　　① 吴剑飞：《汉语唐氏综合症儿童语言和记忆的实验研究》，硕士学位论文，华东师范大学，2006 年。

　　② Caselli M. C., Monaco L., Trasciani M., et al., "Language in Italian Children with Down Syndrome and with Specific Language Impairment", *Neuropsychology*, Vol. 22, No. 1, 2008, pp. 27-35.

于与其智力水平匹配的普通儿童，则说明唐氏综合征儿童词汇理解能力的发展优先于其认知能力的发展。如果学龄段唐氏综合征儿童的词汇理解能力与和其智力水平匹配的普通儿童无显著性差异，则说明唐氏综合征儿童词汇理解能力的发展与其认知能力的发展水平是一致的。如果学龄段唐氏综合征儿童的词汇理解能力显著低于与其智力水平匹配的普通儿童，则说明唐氏综合征儿童词汇理解能力的发展落后于其认知能力的发展，即唐氏综合征儿童的词汇理解能力是存在一定障碍的。

二　研究方法及过程

（一）研究对象

采取随机抽样的方法抽取被试。实验组为来自上海市和温州市共五所特殊教育学校的 51 名学龄段唐氏综合征儿童，男童 32 名，女童 19 名。入组的唐氏综合征儿童需符合以下条件：（1）年级为 1—9 年级。（2）生理年龄为 7—18 岁。（3）无合并其他残疾类型（如：孤独症谱系障碍、脑瘫等）。（4）无明显情绪行为问题。实验组被试的平均年龄为 13.27±2.56 岁，最大年龄 17.83 岁，最小年龄 8 岁。通过中国比内测验测量实验组儿童的智力水平，实验组儿童比内平均原始分为 6.31±2.97，最高得分 12 分，最低得分 2 分。

通过比内分数匹配对照儿童。对照组为 51 名来自上海市三所幼儿园的学龄前普通儿童，男童 31 名，女童 20 名，平均年龄为 4.52±0.93 岁，最大年龄为 6.17 岁，最小年龄为 2.5 岁。通过中国比内测验测量对照组儿童的智力水平，对照组儿童比内平均原始分为 6.46±2.54，最高得分 11 分，最低得分 2 分。

经独立样本 t 检验，两组被试比内原始分没有显著性差异 $[t_{(100)} = -0.609, p>0.05]$，这说明两组被试的智力水平是一致的。所有被试的视力或矫正视力正常，在测试时精神和健康状态佳。被试基本信息如表 2-1-1 所示。

表 2-1-1　　　　　　　　　　被试基本信息

	唐氏儿童（$N=51$）	普通儿童（$N=51$）	t	p
年龄（岁）	13.27±2.56	4.52±0.93	—	—
比内分数（分）	6.31±2.97	6.46±2.54	-0.609	0.544

（二）研究工具

1. 实验材料

被试的智力水平通过吴天敏先生修订的中国比内测验进行测量。比内测验在我国使用始于 1924 年，当时陆志伟先生对美国斯坦福大学推孟教授制定的斯坦福—比内量表进行了初次修订。随着研究深入，比内测验被不断完善。目前使用最广泛的是吴天敏先生修订的第三版的中国比内测验。[①] 之所以选择比内测验作为测量被试智力水平的工具是基于以下原因：（1）此工具适用于小龄的学龄前儿童。中国比内智力测验的年龄适用范围是 2—18 岁儿童，而本研究中年龄最小的被试为 2.5 岁；（2）此工具具有较高的临床可靠性，能够鉴别出智力水平正常和异常的儿童[②]，研究表明，此工具与中国—韦氏幼儿智力量表具有较高的相关性；[③]（3）此工具操作简单，施测方便，评分易于操作。由于此工具具有上述特点，目前被广泛应用于儿童的智力测验中。[④]

被试的词汇理解能力通过皮博迪图片词汇测验修订版（Peabody Picture Vocabulary Test Revised，PPVT-R）进行测量。PPVT-R 是在皮博迪图片词汇测验（Peabody Picture Vocabulary Test，PPVT）的基础上进行修订的。PPVT 是美国智力与发展障碍学会（The American Association on Intellectual and Development Disability，AAIDD）介绍的常用的词汇测验工具之一，在 1959 年由美国的邓恩夫妇发表。邓恩夫妇于 1986 年对此工具进行了修订，即 PPVT-R。1990 年，我国华东师范大学心理学系的桑标和缪小春两位学者对这一测验工具进行了修订，制定出汉语普通话版的词汇测验工具。之所以选择 PPVT-R 作为测量被试词汇理解能力的工具是基于以下原因：（1）此工具适用于语言年龄处于学龄前的儿童。（2）此工具具有较高的临床可靠性。研究者使用此工具在上海市进行标准化测验，制定出上海市常

---

① 吴天敏：《中国比内测验指导书》，北京大学出版社 1982 年版。

② 王栋、齐澍平、陈祖培：《"中国比内测验"临床试用报告》，《心理科学通讯》1986 年第 3 期。

③ 郝凤贤、陶芳标、周学勤：《两种智力量表智力测验结果的比较研究》，《安徽医科大学学报》1990 年第 4 期。

④ 薛勇、赵艾、王金子等：《全国九地区学龄前儿童智力水平及其影响因素分析》，《中国食物与营养》2015 年第 21 卷第 3 期。王宏萍：《学龄前儿童营养状况对儿童生长发育的影响研究》，《中国妇幼保健》2017 年第 24 期。

模，并做了信度和效度检验。在信度方面，此工具的分半信度为 0.99，重测信度为 0.938。在效度方面，与瑞文测验联合型的相关系数为 0.472（$p<0.01$），与语文成绩的相关系数为 0.535（$p<0.01$），与数学成绩的相关系数为 0.464（$p<0.01$）。[1]（3）此工具操作简单、耗时少、评分快速、测验方式生动有趣。此工具是目前国内使用最广泛的儿童词汇测验工具之一，被应用于多项研究中。[2]

2. 其他工具

（1）用于呈现电子版 PPVT-R 测试材料的 14 寸 Think Pad 笔记本（型号：X230s）一台；（2）用于测验儿童智力的中国比内测验纸质版测验材料一套；（3）用于记录被试 PPVT-R 测试成绩的记录纸若干（每名被试一份）；（4）用于记录被试比内智力测验成绩的记录纸若干（每名被试一份）；（5）用于提升儿童测验积极性的强化物若干。（6）用于记录被试测验过程的记录纸若干，记录笔一支；（7）一张桌子和两个凳子。

（三）实验过程

实验在安静的教室进行。所有被试均需进行比内智力测验和词汇理解能力测验两项内容。为避免疲劳效应，实验组和对照的儿童均是一半先进行比内智力测验，再进行词汇理解能力测验，另一半被试测验顺序与之相反。实验中的主试由两名经过培训的研究生承担。

1. 比内智力测验

由于比内智力测验中每道题目的指导语不同，测验开始前主试必须熟悉每道题目的指导语及测试要求。正式测试时，一名主试和被试面对面坐着，另一名主试坐在被试的右侧后方，与被试呈 45°角的方向，距离适中。根据主试的反应打分。主试根据测验工具中提供的每道题目的指导语对被试进行测验。在测验过程中，主试需根据测验题目的要求，严格控制被试的作答时间。

所有被试均从第一道题目开始测试。当被试在连续的五道题目回答上出现错误时，则终止测试。

---

① 桑标、缪小春：《皮博迪图片词汇测验修订版（PPVT—R）上海市区试用常模的修订》，《心理科学》1990 年第 5 期。

② 周文娇、王利刚、李晔等：《睡眠时长对学龄前儿童认知功能的影响》，《北京大学学报》（医学版）2013 年第 45 卷第 6 期。张姗红、王微、钟舒明等：《首诊注意缺陷多动障碍儿童的语义理解与工作记忆》，《中国心理卫生杂志》2016 年第 30 卷第 10 期。

2. 词汇理解能力测验

主试和被试分别坐在桌子一角的两侧，距离适中。电脑呈现的测试材料置于主试和被试中间，并确保测试面在被试正前方。主试将记录表置于电脑背面，确保不被被试看见。在正式开始词汇理解能力测试前，被试需先进行几道题目的练习。主试对被试说："××，你好，仔细看，屏幕上有四张图片，请根据老师说的内容，从这些图片中指出对应的一张。如果你不知道或者不确定到底是哪一张图片，也可以猜一个。"如果被试 10 秒之内没有反应，鼓励他做出反应；如果被试仍没有做出反应，进行下一题。正式开始前让儿童试着指出与几个练习词相对应的图画，当儿童完全掌握了测试要求时，开始正式测验。

由于唐氏综合征儿童均伴有不同程度的智力缺陷，不能按照其生理年龄选择起测点。因此，本书中的唐氏综合征被试均从第一道题目开始测试，即第一道题目是唐氏综合征组的计分起始点，一直测到连续 8 张图片中有 6 张反应错误为止，最后一张图片作为计分最高点；普通儿童均根据其生理年龄选择起测点，并根据其指认结果选择计分起始点，当连续 8 张图片中有 6 张反应错误时，则停止测验，最后一张图片作为计分最高点。

（四）计分方式

比内测验中，被试反应正确记为"1"，错误记为"0"，比内分数=被试测验的最高点−错误题目个数。

词汇理解能力测验中，被试指认正确记为"1"，错误记为"0"，PPVT-R 分数=被试测验的最高点−起始点−错误数。

（五）数据处理与分析

所有数据均导入 SPSS 16.0 软件进行分析。通过独立样本 t 检验分析两组智力水平匹配的被试对词汇理解能力的差异。

三 研究结果

两组儿童 PPVT-R 分数的描述性统计结果如表 2-1-2 所示。

表 2-1-2 两组儿童 PPVT-R 分数的统计结果

儿童类型	M	SD
唐氏综合征儿童（$N=51$）	48.8	28.02
普通儿童（$N=51$）	62.88	22.63

实验组 PPVT-R 的分数为 48.8±28.02，对照组 PPVT-R 的分数为62.88±22.63，经独立样本 t 检验，实验组的 PPVT-R 的分数极显著低于对照组 $[t_{(100)}= -2.797, p<0.01]$。

四　讨论

本书以学龄段唐氏综合征儿童与学龄前普通儿童为研究对象，通过中国比内测验匹配两组被试的智力水平，通过 PPVT-R 来测验两组儿童的词汇理解能力，以此探究同等智力水平的唐氏综合征儿童与普通儿童的词汇理解能力的差异。研究结果表明，唐氏综合征儿童的 PPVT-R 的分数极显著低于同智力水平的普通儿童。这说明唐氏综合征儿童的词汇理解能力落后于同智力水平的普通儿童，即唐氏综合征儿童存在词汇理解能力障碍。卡塞利等人对印欧语言体系下唐氏综合征儿童词汇理解能力特征的研究结果与本研究一致。[①] 虽然语言体系不同，被试年龄、数量不同，采用的测试工具不同，但结果却一致表明唐氏综合征儿童的词汇理解能力是存在障碍的。

关于唐氏综合征儿童是否存在词汇理解能力障碍这一问题，也有研究者持有相反的观点，即唐氏综合征儿童不存在词汇理解能力障碍。被试的年龄不同可能是研究结果产生分歧的主要原因。本书中，唐氏综合征儿童的生理年龄为 13.27±2.56 岁，对照组普通儿童的生理年龄为 4.52±0.93 岁，也就是说，本书中唐氏综合征儿童的认知水平相当于 4.5 岁的普通儿童。而在劳斯的研究中，被试的平均生理年龄为 15.91 岁，心理年龄为 5.92 岁[②]，这一研究中被试的生理年龄和心理年龄均大于本研究。我们猜想，唐氏综合征群体可能存在词汇能力发展速度和认知能力发展速度不一致的现象。在低龄阶段，唐氏综合征儿童词汇理解能力的发展速度较慢，认知能力的发展较快，

---

① Caselli M. C., Monaco L., Trasciani M., et al., "Language in Italian Children with Down Syndrome and with Specific Language Impairment", *Neuropsychology*, Vol. 22, No. 1, 2008, pp. 27-35. Price J., Roberts J., Vandergrift N., et al., "Language Comprehension in Boys with Fragile X Syndrome and Boys with Down Syndrome", *Journal of Intellectual Disability Research*, Vol. 51, No. 4, 2007, pp. 318-326. Hick R. F., Botting N., Conti-Ramsden G., "Short-Term Memory and Vocabulary Development in Children with Down Syndrome and Children with Specific Language Impairment", *Developmental Medicine & Child Neurology*, Vol. 47, No. 8, 2005, pp. 532-538.

② Laws G., Bishop D. V. M., "A Comparison of Language Abilities in Adolescents with Down Syndrome and Children With Specific Language Impairment", *Journal of Speech*, *Language & Hearing Research*, Vol. 46, No. 6, 2003, pp. 1324-1339.

所以出现词汇理解能力落后于认知能力的现象；随着年龄增长，生活经验丰富，儿童对于词汇的接受能力变强，词汇理解能力的发展变快；但受限于大脑结构和自身的学习能力，此时唐氏综合征儿童的认知能力发展变得缓慢，因此出现了词汇理解能力与认知能力发展同步，甚至词汇理解能力发展超前于认知能力的现象。虽然维卡里研究中被试的生理年龄与本研究相近，但此研究中被试的心理年龄为 5.1 岁，显然也是高于本书的。①

作为语音加工的结果，词汇理解需经过听觉察知、语音识别和语音输入缓冲几个阶段。也就是说，词汇理解能力的发展需要以听力、语音识别能力和言语短时记忆为基础。在听力方面，唐氏综合征儿童普遍存在轻度到中度听力障碍②，听力问题可能会影响唐氏综合征儿童对语音信息的接收。在语音识别方面，唐氏综合征儿童存在一定的识别障碍③，这会影响唐氏综合征儿童对语音信息的辨识与加工。另外，言语短时记忆在唐氏综合征儿童中也普遍存在。④ 根据语音回路理论，言语短时记忆在言语信息的编码和存储中发挥着重要的作用，对儿童的词汇学习有着重要的影响。⑤ 因此，唐氏综合征儿童的词汇理解能力障碍可能与其在上述几个能力上存在的缺陷有关。汉语体系下唐氏综合征儿童在听力、语音识别和言语短时记忆上的特征如何？这些能力缺陷是否是导致其词汇理解能力差的原因？需要在后续研究中进一步探讨。

五　研究结论及建议

唐氏综合征儿童的词汇理解能力落后于其认知能力的发展，这说明与认知能力相比，唐氏综合征儿童的词汇理解能力是落后的，即唐氏综合征儿童

---

① Vicari S., Bates E., Caselli M. C., et al., "Neuropsychological Profile of Italians with Williams Syndrome: An Example of a Dissociation between Language and Cognition?", *Journal of the International Neuropsychological Society*, Vol. 10, No. 6, 2004, pp. 862-876.

② Nightengale E., Yoon P., Wolter-Warmerdam K., et al., "Understanding Hearing and Hearing Loss in Children With Down Syndrome", *American Journal of Audiology*, Vol. 26, No. 3, 2017, p. 301.

③ Purser H. R., Jarrold C., "Poor Phonemic Discrimination does not Underlie Poor Verbal Short-Term Memory in Down Syndrome", *J Exp Child Psychol*, Vol. 115, No. 1, 2013, pp. 1-15.

④ Silverman W., "Down Syndrome: Cognitive Phenotype", *Mental Retardation and Developmental Disabilities Research Reviews*, Vol. 13, No. 3, 2007, p. 228.

⑤ Baddeley A. D., Gathercole S. E., Papagno C., "The Phonological Loop as a Language Learning Device", *Psychological Review*, Vol. 105, No. 1, 1998, pp. 173-258.

的词汇理解能力是存在障碍的。因此，对唐氏综合征儿童进行词汇理解能力的干预是非常必要的。由于与词汇理解能力相比，认知能力是唐氏综合征儿童相对较强的能力，因此，在唐氏综合征儿童词汇理解能力干预中，应充分利用其认知能力的优势来促进词汇能力的发展。在具体实施过程中，特殊教育教师或康复师可从功能、特征和类型的角度来深化词汇知识，通过把词汇知识链接到相关的概念来搭建词汇网络，加深唐氏综合征儿童对词汇知识的掌握。

第三章

唐氏综合征儿童语音不同加工阶段的特征研究

词汇理解能力的发展需要听觉察知、语音识别和语音输入缓冲这几个阶段的支撑。上述几个阶段主要受到听力、语音识别能力和言语短时记忆的影响。通过上一章研究可知，唐氏综合征儿童的词汇理解能力落后于其认知能力的发展。也就是说，唐氏综合征儿童的词汇理解能力是存在一定程度障碍的。那么，唐氏综合征儿童词汇理解能力障碍是否受到上述语音不同加工阶段的影响？为了探究汉语体系下唐氏综合征儿童的听力、语音识别能力和言语短时记忆对其词汇理解产生的具体影响，我们首先需要了解汉语体系下唐氏综合征儿童在听力、语音识别能力和言语短时记忆上的特征。

本章主要分为三节。第一节将通过纯音测听和声导抗两项测试探究唐氏综合征儿童听力损失的特征，包括听力损失的发病率、程度及性质。第二节将以汉语体系下 36 对核心音位对为材料，以指认的方式探究唐氏综合征儿童声母识别、韵母识别和声调识别的特征，并在此基础上探究听力对语音识别能力的影响。第三节将以汉语体系下 36 对核心音位对包含的单音节词为材料，以再认的非言语反馈方式探究唐氏综合征儿童项目短时记忆和顺序短时记忆的特征，并在此基础上探究语音识别能力对言语短时记忆的影响。

第一节　唐氏综合征儿童听力的特征研究

一　研究目的与假设

听力是听觉通道接收一切信息的基础。国外关于唐氏综合征儿童听力特征的研究都表明唐氏综合征儿童的听力损失问题普遍存在，并且呼吁开展后续研究。然而国内关于唐氏综合征儿童听力特征的研究较少，家长、医生及特殊教育学校教师对这一问题的关注度也极低，显然这是不利于唐氏综合征儿童教育与康复的。纯音测听主要考察外耳、中耳、内耳、听觉神经到初级听觉皮层这一听觉传导通路对声音处理的能力。它可反映个体在安静环境下所能听到的各个主要频率的最小的听力级，并以此作为诊断个体听力损失程度和性质的依据。声导抗测试主要考察中耳对声音的传导能力。因此，本节将通过上述两项测试探究：（1）汉语体系下唐氏综合征儿童的听力损失的发生率；（2）汉语体系下唐氏综合征儿童的听力损失的程度；（3）汉语体系下唐氏综合征儿童听力损失的性质；（4）汉语体系下唐氏综合征儿童中耳声导抗的特征。

本书在国外研究基础上提出以下假设：（1）听力障碍在唐氏综合征儿童中普遍存在，本书对我国唐氏综合征儿童听力障碍发生率的研究结果应该会与已有研究结果契合；（2）已有研究表明，唐氏综合征儿童的听力损失以轻度和中度为主，本书关于听力损失程度的研究应该也以这两种类型为主；（3）唐氏综合征儿童的听力损失多为传导性听力损失，在听力损失性质的研究上，本书也应该会有相似的研究结果；（4）中耳病变是导致唐氏综合征儿童听力损失的主要原因，因此，应有部分唐氏综合征儿童的声导抗测试表现异常。

二　研究方法及过程

（一）研究对象

本书中，被试为51名学龄段唐氏综合征儿童。被试基本信息同实验1中唐氏综合征组儿童。

（二）研究工具

（1）用于纯音听阈测试的便携式听力计一台（型号：GSI Arrow）；（2）用于气导听阈测试的气导耳机一副（型号：TDH 50）；（3）用于骨导听阈测试的骨导耳机一副（型号：B-71）；（4）用于记录被试纯音听阈结果的记录纸若干（每名被试一份）；（5）用于评估中耳功能的声导抗测试仪一台（型号：GSI Tympstar）；（6）用于声导抗测试的儿童耳塞若干（每名被试两个）；（7）用于记录被试声导抗测试结果的记录纸若干（每名被试一份）；（8）用于记录被试测验过程的记录纸若干，记录笔一支；（9）一张桌子和两个凳子。

（三）实验过程

本实验中所有被试均进行纯音听阈测试和声导抗两项测试。实验均在符合 GB/T16403—1996 标准的隔声室进行。实验中的本底噪声均在 40dB（A）以下。

1. 纯音听阈测试

本实验均在特殊教育学校的个别化训练教室进行，测试时主试坐在被试侧后方，听力计放在被试测试耳的侧后方，一般与测试耳呈 45 度角。所有被试的测试顺序均为：好耳侧的气导测试，对耳侧的气导测试，好耳侧的骨导测试，对耳侧的骨导测试。

气导听阈测试时，被试佩戴气导耳机，信号通过耳机传送至外耳。指导语为：××，一会儿一只耳机里会有一个声音，这个声音可能是"嘟——""滴——"或"吱——"，如果你听到有声音，不管这个声音多小，都要举一下手，如果没有声音就不举手。测试采用 Hughson-Westlake 法（降 10 升 5 法）。主试首先给被试一个能听见的初始声强度（已有研究表明，唐氏综合征儿童普遍存在轻度到中度听力障碍，因此，本实验中的初始给声强度统一设置为 60dB HL），如果被试对声音有反应，则降低 10dB，继续测试，直到被试听不到声音；被试听不到声音后，上升 5dB，直到被试又听到声音；再下降 10dB，如此重复，直到在上升过程中，当在某一强度三次给声刺激中被试至少两次作出正确反应，将此强度定为听阈值。测试的频率次序为：1000Hz、2000Hz、4000Hz、8000 Hz、1000Hz、250Hz、500Hz 的听阈值。在气导测试中，如果：（1）在复测 1000 Hz 时，若两次测试阈值相差 ≥10 dB HL 以上，需重新测试；（2）相邻的两个倍频程之间的听阈值差值 ≥20 dB HL，则加测两个倍频程间的半倍频程听阈；（3）当测试耳与非测试耳的气导差 ≥35dB HL 时，在非测试耳（好耳）加掩蔽噪声，掩蔽噪声为窄带噪声。

在骨导听阈测试时，被试佩戴骨振器，信号通过骨振器振动颅骨传递到内耳。指导语为：××，一会儿一只耳机里会有一个声音，这个声音可能是"嘟——""滴——"或"吱——"，如果你听到有声音，不管这个声音多小，都要举一下手。测试流程同气导测试基本一致。但骨导测试频率范围要窄于气导测试，本测试中只测试 250—4000Hz 中的倍频程。在骨导测试中，当测试耳的气骨导差 ≥10dB HL 时在非测试耳上加掩蔽噪声，掩蔽噪声通过气导耳机给出，为窄带噪声。

2. 声导抗测试

被试端坐于桌子正前方，与声导抗测试仪呈 90 度角，并尽量保持身体上方挺直。主试打开声导抗测试仪，按下"Diagnostic"对应的键进入声导抗诊断测试，确定显示屏下方的"Probe Hz（探测频率）"为226Hz；按下"Left/Right ear"对应的软键切换左右耳，选择相应的测试耳。

主试根据被试外耳道大小，选择适合被试耳道大小的耳塞，将耳塞套在探头上，主试一手拿探头，一手将被试测试耳的耳廓向上向外牵拉，塞入耳塞后再稍加旋转，使之与外耳道壁紧密闭合。

主试按下声导抗测试仪器的"Start←"键，即从正压+200daPa扫描到负压-200daPa，扫描结束后，再按"Start→"，即从负压-200daPa扫描到正压+200daPa，按下"Stop"即停止测试。主试根据显示屏显示的鼓室图、耳道等效容积及鼓室图的峰压值和峰值幅度，将被试的中耳相关数据进行记录。

鼓室声导抗测试是一种客观测试中耳功能的测试。不需要被试进行主观反应。因此在测试过程中，主试的指导语为：××，一会儿耳朵里会有一个声音，这个声音会持续一会儿，在这个过程中，你尽量保持不动，但如果有不舒服的现象，可以举手告诉老师。

（四）"听力损失"的界定

主试根据被试在骨气导测试时的表现，记录其在不同频段的听阈值。气导平均听阈值为被试在500Hz、1000Hz、2000Hz和4000Hz听阈的平均值。根据WHO（1997年）对听力损失的分级标准：（1）较好耳的纯音听阈≤25dB HL为听力正常；（2）较好耳的纯音听阈在26—40dB HL，为轻度听力损失；（3）较好耳的纯音听阈在41—60dB HL，为中度听力损失；（4）较好耳的纯音听阈在61—80dB HL，为重度听力损失；（5）较好耳的纯音听阈在80dB HL以上，为极重度听力损失。[①]

在纯音测试中，气导测试不仅反映了外耳和中耳组成的传导功能，而且反映了内耳及听神经组成的感音神经功能；而骨导测试只反映感音神经功能。因此，可以根据气导测试和骨导测试的不同结果，将听力损失分为以下三种类型：（1）传导性听力损失（Conductive Hearing Loss），这一听力损失的特征为骨导正常，气导异常，骨气导差值>10dB HL；（2）感音神经性听力损失（Sensorineural Hearing Loss），这一听力损失的特征为骨导异常，气导异常，骨气导差值≤10dB HL；（3）混合性听力损失（Mixed Hearing

---

① 王永、徐飞主编：《诊断听力学》，浙江大学出版社2013年版，第29—30页。

Loss)，这一听力损失的特征为骨导异常，气导异常，骨气导差值＞10dB HL。

鼓室声导抗图有以下几种类型：（1）A 型：钟形，峰值出现在 0daPa（正常范围：-100daPa—100daPa），峰值幅度为 0.3—1.6mL，表示中耳功能正常；（2）B 型：平坦型，无明显峰值，峰值幅度＜0.3mL，提示可能有鼓室积液、耵聍栓塞的现象；（3）C 型：负压型，鼓室图形态正常，偏负压超过-100daPa，峰值幅度在正常范围，提示可能有咽鼓管功能障碍。

（五）数据处理与分析

采用 Excel2013 和 SPSS16.0 软件进行数据的处理与分析。

三　研究结果

（一）唐氏综合征儿童听力障碍的发生率及损失程度

为更精准地了解唐氏综合征儿童的纯音听阈情况，本实验分别统计了被试的左耳、右耳和较好耳在不同阈值范围的分布人数及百分比。唐氏综合征儿童气导纯音阈值（500Hz、1000Hz、2000Hz 和 4000Hz 听阈的平均值）在不同范围的分布人数及百分比如表 3-1-1 所示。

表 3-1-1　　气导纯音阈值在不同范围的分布人数及百分比

平均听阈（dB HL）　　　耳侧	左耳（N=51）	右耳（N=51）	优耳（N=51）
≤25	28（54.90%）	29（56.86%）	33（64.71%）
26—40	19（37.25%）	18（35.29%）	18（35.29%）
41—60	4（7.84%）	3（5.88%）	0（0）
61—80	0（0）	1（1.96%）	0（0）
≥81	0（0）	0（0）	0（0）

根据表 3-1-1 所示的被试的左耳数据，有 28 名被试的左耳平均听阈低于 25dB HL，占总人数的 54.90%；有 19 名被试的左耳平均听阈范围在 26—40dB HL，占总人数的 37.25%；有 4 名被试的左耳平均听阈范围在 41—60dB HL，占总人数的 7.84%。在右耳方面，有 29 名被试的右耳平均听阈低于 25dB HL，占总人数的 56.86%；有 18 名被试的右耳平均听阈范围在

26—40dB HL，占总人数的 35.29%；有 3 名被试的右耳平均听阈范围在
41—60dB HL，占总人数的 5.88%；有 1 名被试的右耳平均听阈范围在 61—
80dB HL，占总人数的 1.96%。对被试好耳的数据统计表明，有 33 名被试
的较好耳的平均听阈低于 25dB HL，占总人数的 64.71%；有 18 名被试的较
好耳的平均听阈范围在 26—40dB HL，占总人数的 35.29%。

（二）唐氏综合征儿童听力损失的性质

对 18 名具有听力障碍的唐氏综合征儿童较好耳的气导平均听阈和骨导
平均听阈进行分析，有 16 名被试表现为骨导正常，气导异常，骨气导差
值>10dB HL，占 88.89%；有 2 名被试表现为骨导异常，气导异常，骨气导
差值≤10dB HL，占 11.11%。

（三）唐氏综合征儿童中耳声导抗的特征

左耳、右耳及双耳的鼓室声导抗分布人数及百分比如表 3-1-2 所示。

表 3-1-2　　不同类型声导抗在左耳、右耳及双耳中的数量及百分比

耳侧 鼓室图类型	左耳 （N=51）	右耳 （N=51）	双耳 （N=51）
A 型	21（41.18%）	24（47.06%）	45（44.12%）
B 型	19（37.25%）	16（31.37%）	35（34.31%）
C 型	11（21.59%）	11（21.59%）	22（21.57%）

通过表 3-1-2 可知，在 51 只左耳中，有 21 只左耳的鼓室声导抗图表
现为 A 型，占 41.18%；有 19 只左耳的鼓室声导抗图表现为 B 型，占
37.25%；有 11 只左耳的鼓室声导抗图表现为 C 型，占 21.59%。在 51 只右
耳中，有 24 只右耳的鼓室声导抗图表现为 A 型，占 47.06%；有 16 只右耳
的鼓室声导抗图表现为 B 型，占 31.37%；有 11 只右耳的鼓室声导抗图表
现为 C 型，占 21.59%。在 51 名被试的 102 只耳中，有 45 只耳的鼓室声导
抗图表现为 A 型，占 44.12%；有 35 只耳的鼓室声导抗图表现为 B 型，占
34.31%；有 22 右耳的鼓室声导抗图表现为 C 型，占 21.57%。

四　讨论

（一）唐氏综合征儿童听力障碍的发生率及损失程度

有 64.71%被试的较好耳的平均听阈低于 25dB HL，有 35.29%被试的较

好耳的平均听阈范围在 26—40dB HL。按照 WHO（1997 年）对听力损失的分级标准，有 64.71% 的唐氏综合征儿童的听力是正常的，有 35.29% 的唐氏综合征儿童存在轻度听力障碍。在被试的 102 只耳中，有 45 只耳（23 只左耳，22 只右耳）的听阈大于 25dB HL，即有 44.12% 的耳的听力存在问题。已有研究表明，唐氏综合征儿童听力障碍的发生率为 36%—78%[1]，本书中关于唐氏综合征听力障碍发生率的表述与前人基本吻合。在听力损失程度上，本书结果表明，所有被试均表现为轻度听力损失。已有研究表明，唐氏综合征儿童的听力损失程度以轻度和中度为主[2]，本研究结果在一定程度上与以往研究契合。

虽然本书关于听力障碍发生率及损失程度的结果与以往研究本文吻合，但也有以下差异。本书中唐氏综合征听力障碍的发生率处在已有研究汇报的发生率区间的较低水平，且本书中并没有出现听力损失程度为中度及以上的唐氏综合征儿童。研究中采用的听力障碍的分级标准不一致可能是造成上述现象的主要原因。本书按照 WHO（1997 年）对听力损失的分级标准进行分级，即较好耳的纯音听阈在 26—40dB HL，为轻度听力损失，较好耳的纯音听阈在 41—60dB HL，为中度听力损失。而在唐斯的研究中，他将听力问题定义为 "有一只或两只耳的听力损失高于 15dB HL，结果表明，有 78% 的儿童存在听力问题"；在罗伊森等的研究中，研究者根据单侧或双侧存在听力损失这一标准统计的有听力障碍的人数，结果显示，62% 的儿童存在听力障碍。[3] 显然上述两种对 "听力障碍" 的定义会增加具有听力问题的唐氏综合征儿童的人数，也会导致对听力损失程度的加重。

（二）唐氏综合征儿童听力损失的性质

在具有听力障碍的唐氏综合征儿童中，有 88.89% 的被试表现为骨导正

① Shott S. R., Joseph A., Heithaus D., "Hearing Loss in Children with Down Syndrome", *International Journal of Pediatric Otorhinolaryngology*, Vol. 61, No. 3, 2001, pp. 199-205. Laws G., Hall A., "Early Hearing Loss and Language Abilities in Children with Down Syndrome", *International Journal of Language & Communication Disorders*, Vol. 49, No. 3, 2014, pp. 333 - 342. Nightengale E., Yoon P., Wolter-Warmerdam K., et al., "Understanding Hearing and Hearing Loss in Children With Down Syndrome", *American Journal of Audiology*, 2017, pp. 301-309.

② Austeng M. E., Harriet A., Falkenberg E., "Hearing Level in Children with Down Syndrome at the Age of Eight", *Research in Developmental Disabilities*, Vol. 34, No. 7, 2013, pp. 2251-2256.

③ Roizen N. J., Wolters C., Nicol T., et al., "Hearing Loss in Children with Down Syndrome", *Journal of Pediatrics*, Vol. 123, No. 1, 1993, pp. 9-12.

常，气导异常，骨气导差值>10dB HL，这说明有 88.89% 表现为传导性听力损失；有 11.11% 的表现为骨导异常，气导异常，骨气导差值≤10dB HL，这说明有 11.11% 表现为感音神经性听力损失。在整体被试中，有 35.29% 表现为传导性听力损失，有 3.92% 表现为感音神经性听力损失。上述的结果说明，在学龄段具有听力障碍的唐氏综合征儿童中，传导性听力损失占的比例最高，其次是感音神经性听力损失。马尼卡姆等分别统计了被试左耳和右耳的听力损失性质，结构表明，有 38.8% 的左耳、44.4% 的右耳表现为传导性听力损失；有 11.1% 的左耳、9.25% 的右耳表现为感音神经性听力损失。[1] 本书的研究结果与这一研究基本相似。

　　唐氏综合征儿童的传导性听力损失与以下原因有关。(1) 外耳结构及功能异常。部分唐氏综合征儿童的耳廓发育不良，比普通儿童小，有些儿童甚至出现耳廓折叠的现象，这些都不利于声波的聚集。[2] 50% 的唐氏综合征儿童存在外耳道狭窄的现象[3]，狭窄的外耳道会导致耵聍和异物栓塞，进而导致声音的传递效果较差。另外，唐氏综合征儿童狭窄的外耳道也增加了检查和诊断的困难，不利于其听力问题的及时发现和有效治疗。对于外耳道狭窄的唐氏综合征儿童，可以每隔 3 个月清洁一次外耳道。(2) 分泌性中耳炎。分泌性中耳炎 (Otitis Media with Effusion, OME) 是指中耳内长期存在分泌物，鼓膜充满液体，患者没有任何急性炎症的迹象，且这种情况至少持续 8 周的现象，它是儿童最常见的疾病之一，是儿童听力损失的最常见原因。[4] 由于唐氏综合征儿童咽鼓管的解剖结构普遍存在异常，具体表现为咽鼓管比较狭窄，咽鼓管软骨密度较低，容易发生塌陷，这导致他们更容易发生分泌性中耳炎的风险。[5] 在各类发展障碍儿童中，唐氏综合征儿童患有

---

① Manickam V., Shott G. S., Heithaus D., et al., "Hearing Loss in Down Syndrome Revisited-15 Years Later", *International Journal of Pediatric Otorhinolaryngology*, Vol. 88, 2016, pp. 203-207.

② 郑宇、杨娟梅、迟放鲁:《听力下降在唐氏综合征患者中的研究进展》,《中国眼耳鼻喉科杂志》2018 年第 2 期。

③ Park A. H., Wilson M. A., Stevens P. T., et al., "Identification of Hearing Loss in Pediatric Patients with Down Syndrome", *Otolaryngology—Head and Neck Surgery: Official Journal of American Academy of Otolaryngology-Head and Neck Surgery*, Vol. 146, No. 1, 2012, pp. 135-140.

④ Rosenfeld R. M., Culpepper L., Doyle K., et al., "Clinical Practice Guideline: Otitis Media with Effusion", *American Family Physician*, Vol. 130, No. 5, 2004, pp. 95-118.

⑤ Kanamori G., Witter M., Brown J., et al., "Otolaryngologic Manifestations of Down Syndrome", *Otolaryngologic clinics of North America*, Vol. 33, No. 6, 2000, pp. 1285-1292.

OME的概率最高。① 普通 2 岁儿童 OME 的患病率为 20%②，而对唐氏综合征儿童的研究表明，这一群体在 1 岁时患 OME 的概率为 67%—93%，在 6—7 岁时患中耳炎的概率为 60%③④，在 8 岁时仍旧有 38% 的唐氏综合征儿童患有中耳炎。⑤ 中耳炎分泌的黏液在中耳中积累，减弱了听骨链的振动，降低了听力水平，导致唐氏综合征儿童出现传导性听力损失。(3) 听小骨的结构及功能异常。浮士奇（Fausch）等回顾性分析了 16 例唐氏综合征儿童的砧骨和锤骨关节的组织学切片，通过与 24 名年龄及性别匹配的普通儿童的听小骨进行比较来研究唐氏综合征儿童的听小骨特征。研究表明，与普通儿童比，唐氏综合征儿童的听小骨的宽度显著大于普通儿童，但两组儿童的砧骨和锤骨的连接缝隙无显著性差异。⑥ 奥甘多（Ogando）等回顾性分析了 21 例唐氏综合征儿童和 31 例普通儿童的颞下颌关节的组织病理学切片，用以比较两组儿童砧骨和镫骨关节的差异，结果显示唐氏综合征儿童的砧骨和镫骨关节的宽度显著高于普通儿童。⑦ 显然，唐氏综合征儿童的听小骨比普通

---

① Zeisel S. A., Roberts J. E., "Otitis Media in Young Children With Disabilities", *Infants & Young Children*, Vol. 16, No. 2, 2003, pp. 106–119.

② Paludetti G., Conti G., Nardo W. D., et al., "Infant Hearing Loss: from Diagnosis to Therapy Official Report of XXI Conference of Italian Society of Pediatric Otorhinolaryngology", *Acta Otorhinolaryngologica Italica*, Vol. 32, No. 6, 2012, pp. 347–370.

③ Barr E., Dungworth J., Hunter K., et al., "The Prevalence of Ear, Nose and Throat Disorders in Preschool Children with Downs ' Syndrome in Glasgow ' ", *Scottish Medical Journal*, Vol. 56, No. 2, 2011, pp. 98–103.

④ Maris M., Wojciechowski M., Van d H. P., et al., "A Cross-Sectional Analysis of Otitis Media with Effusion in Children with Down Syndrome", *European Journal of Pediatrics*, Vol. 173, No. 10, 2014, pp. 1319–1325.

⑤ Austeng M. E., Akre H., Hverland, Britt, et al., "Otitis Media with Effusion in Children with in Down Syndrome ", *International Journal of Pediatric Otorhinolaryngology*, Vol. 77, No. 8, 2013, pp. 1329–1332.

⑥ Fausch C., Röösli C., "The Incudomalleolar Articulation in Down Syndrome (Trisomy 21): a Temporal Bone Study", *Otology & Neurotology: Official Publication of the American Otological Society, American Neurotology Society and European Academy of Otology and Neurotology*, Vol. 36, No. 2, 2015, 348–353.

⑦ Ogando, Barcelos P., Röösli, et al., "The Incudostapedial Articulation in Down's Syndrome (Trisomy 21): A Temporal Bone Study", *Otology & Neurotology: Official Publication of the American Otological Society, American Neurotology Society and European Academy of Otology and Neurotology*, Vol. 34, No. 8, 2013, pp. 1489.

儿童是宽的，这一特性会降低其阻抗匹配的作用，降低声音在听小骨中的传导效率。

唐氏综合征儿童的感音神经性听力损失与其内耳结构及功能异常有关。艾贡（Aygun）等分析了唐氏综合征颞骨的 CT（Computed Tomography）图像，以此评估其内耳结构，并通过 Logistic 回归模型确定哪些 CT 表现与唐氏综合征的感音神经性听力损失有关。结果表明，74.5%的唐氏综合征儿童表现为内耳异常。其中，半规管外侧发育畸形（Malformed Bone Islands Of Lateral Semicircular Canal）、内耳道狭窄（Narrow Internal Auditory Canals）、耳蜗神经管狭窄（Cochlear Nerve Canal Stenoses）、半规管裂开（Semicircular Canal Dehiscence）和前庭导水管扩大（Enlarged Vestibular Aqueducts）发生的概率分为 52.5%、24.5%、21.4%、8.8%和 2%；在患有感音神经性听力损失的唐氏综合征儿童中出现内耳道狭窄的比例最高，约为 57.1%，内耳道狭窄是导致唐氏综合征出现感音神经性听力损失的主要原因。[1] 对于听力损失表现为重度感音性听力损失的唐氏综合征儿童，可以根据儿童的情况确定是否需要植入人工耳蜗。由于人工耳蜗植入技术对患者本身的内耳要求很高，对于内耳道、耳蜗神经管狭窄的唐氏综合征儿童来说，这项技术并不适用。[2] 因此，对唐氏综合征儿童而言，为保证其耳蜗植入手术的效果，应在手术前全面细致地采用高识别率磁共振成像评估其耳蜗状态。

另外，唐氏综合征儿童的免疫系统较弱也增加了其患有听力损失的概率。与普通儿童比，唐氏综合征儿童的免疫系统较弱[3]，这增加了其上呼吸道感染的风险。急性的上呼吸道感染会导致鼻咽部、咽鼓管黏膜发生炎性改变，从而损伤这一部位的黏液纤毛转运系统。这一特征导致唐氏综合征儿童更容易被感染，也导致其一旦被感染后，治愈周期变长。

（三）唐氏综合征儿童中耳声导抗的特征

在 51 名被试的 102 只耳中，有 35（34.31%）只耳的鼓室声导抗图表

① Aygun N., "Inner Ear Anomalies seen on CT Images in People with Down Syndrome", *Pediatric Radiology*, Vol. 42, No. 12, 2012, pp. 1449-1455.

② Pakdaman M. N., Herrmann B. S., Curtin H. D., et al., "Cochlear Implantation in Children with Anomalous Cochleovestibular Anatomy: a Systematic Review", *Otolaryngol Head Neck Surg*, Vol. 115, No. S106, 2010, pp. 1-26.

③ Ramia M., Musharrafieh U., Khaddage W., et al., "Revisiting Down Syndrome from the ENT Perspective: Review of Literature and Recommendations", *European Archives of Oto-Rhino-Laryngology*, Vol. 271, No. 5, 2014, pp. 863-869.

现为 B 型，有 22（21.57%）只耳的鼓室声导抗图表现为 C 型，这提示 102 只耳中有 55.88% 的中耳的功能可能存在异常。麦克弗森等的研究表明，有 30.6% 的耳或 42.6% 的被试中至少有一只耳的声导抗存在异常，且唐氏综合征儿童的性别、年龄及耳侧在声导抗的表现上无显著差异。[①] Mohd 等的研究表明，有 69.64% 的唐氏综合征儿童声导抗表现为 B 型，19.65% 表现为 C 型，即声导抗异常的唐氏综合征儿童占 89.29%。[②] 本研究结果处于上述两个研究结果之间。声导抗为 B 型提示儿童可能有鼓室积液、耵聍栓塞的现象；C 型提示可能有咽鼓管功能障碍，因此对于声导抗表现为 B 型或 C 型的儿童，应密切关注其中耳状态。美国儿科学会针对唐氏综合征儿童健康保健监测指南的最新建议为每 6 个月进行一次听力测试，直到听力水平达到正常状态后的第一年。[③]

对于中耳功能严重异常的唐氏综合征儿童，可以考虑植入压力平衡管（Pressure Equalization Tube，PET）。1954 年阿姆斯特朗（Armstrong）将 PET 置入鼓膜切开术作为一种治疗积液中耳炎的有效方法。[④] Shott 等对 54 名年龄在 11 个月到 3 岁 10 月的唐氏综合征儿童植入 PET 的效果进行了研究。在这一研究中，有 83% 的唐氏综合征儿童由于中耳炎问题植入了一组到四组不同数量的 PET。在这些儿童中，治疗前有 81% 的听力水平是异常的，范围在轻度、中度至重度之间。在接受抗生素或 PET 治疗后，97.7% 的儿童听力处于正常或接近正常水平，只有 2.3% 的儿童听力存在轻度异常。[⑤] 这说明在短期内，通过植入 PET 来改善唐氏综合征儿童的听力是有效

① Mcpherson B., Lai P. S., Leung K. K., et al., "Hearing Loss in Chinese School Children with Down Syndrome", *International Journal of Pediatric Otorhinolaryngology*, Vol. 71, No. 12, 2007, pp. 1910-1915.

② Mohd Z. A., Fazlina W. H., Mazita, "The Evaluation of Hearing Loss in Children with Down Syndrome at University Kebangsaan Malaysia", *Pakistan Journal of Otolaryngology*, Vol. 28, 2012, pp. 75-79.

③ Bull, M. J., "Health Supervision for Children With Down Syndrome", *Pediatrics*, Vol. 128, No. 2, 2011, pp. 393-406.

④ Bernardi G. F., Pires C. T. F., Oliveira N. P., et al., "Prevalence of Pressure Equalization Tube Placement and Hearing Loss in Children with Down Syndrome", *International Journal of Pediatric Otorhinolaryngology*, 2017, pp. 48-52.

⑤ Shott S. R., Joseph A., Heithaus D., "Hearing Loss in Children with Down Syndrome", *International Journal of Pediatric Otorhinolaryngology*, Vol. 61, No. 3, 2001, pp. 199-205.

的。但也有很多研究者反对通过植入 PET 来改善唐氏综合征儿童的听力。原因主要如下：（1）与普通儿童相比，唐氏综合征儿童在植入 PET 之后患有听力损失的概率是正常儿童的 7.2 倍[①]，也就是说，与普通儿童比，植入 PET 对唐氏综合征儿童分泌性中耳炎的治疗效果并不佳。（2）唐氏综合征儿童植入 PET 过程增加耳膜穿孔的风险。研究表明，对于需要植入三组及以上 PET 的唐氏综合征儿童来说，其耳膜穿孔的概率会增加至 36.6%。[②] 与植入 PET 带来的较小的收益相比，显然这个风险在决定是否给唐氏综合征儿童植入 PET 之前是需要慎重考虑在内的。

对于由于中耳本身条件限制、PET 植入后的并发症或父母拒绝等因素不能进行 PET 手术的唐氏综合征儿童来说，可以通过佩戴助听器来改善其听力状态。但由于唐氏综合征儿童伴有外耳道狭窄的现象，并非所有儿童都适合佩戴传统助听器。另外，由于唐氏综合征儿童均伴有一定程度的学习障碍，让其每天佩戴传统助听器具有一定的难度。因此，有研究者提出可以给这一部分儿童佩戴骨锚式助听器（Bone Anchor Hearing Aid，BAHA）。拉米亚（Ramia）等认为，BAHA 有助于唐氏综合征儿童的日常活动的开展，在提高其听力水平和注意力集中的时间上均有显著效果。[③]

五　研究结论与建议

通过本节研究可知：（1）根据 WHO（1997）对听力障碍的定义，学龄段唐氏综合征儿童听力障碍的发病率为 35.29%，且以轻度听力障碍为主；（2）在具有听力障碍的唐氏综合征儿童中，听力损失以传导性听力损失为主，占 88.89%；（3）在 102 只耳中，有 55.88% 的中耳功能可能存在异常。

即使是轻度的听力损失也会影响唐氏综合征儿童对信息的接受，因此对唐氏综合征儿童的听力问题进行及时监控及有效干预是非常必要的。具体说

---

① Sidell D., Hunter L. L., Lin L., et al., "Risk Factors for Preoperative and Postoperative Hearing Loss in Children Undergoing Pressure Equalization Tube Placement", *Otolaryngology—Head and Neck Surgery*, Vol. 150, No. 6, 2014, pp. 1048-1055.

② Paulson L. M., Weaver T. S., Macarthur C. J., "Outcomes of Tympanostomy Tube Placement in Children with Down Syndrome—A Retrospective Review", *International Journal of Pediatric Otorhinolaryngology*, Vol. 78, No. 2, 2014, pp. 223-226.

③ Ramia M., Musharrafieh U., Khaddage W., et al., "Revisiting Down Syndrome from the ENT Perspective：Review of Literature and Recommendations", *European Archives of Oto-Rhino-Laryngology*, Vol. 271, No. 5, 2014, pp. 863-869.

来，我们可以这样做：（1）对唐氏综合征儿童进行每半年一次的听力筛查，及时监控其听力情况；（2）对于中耳功能异常的唐氏综合征儿童，应转入耳鼻喉科进行进一步检查，并根据病情程度选择植入压力平衡管或佩戴助听器；（3）必要时辅助一定的药物治疗。

第二节　唐氏综合征儿童语音识别能力的特征研究

一　研究目的与假设

语音识别是语音加工的初级阶段，是词汇理解能力的重要基础之一。国外印欧语言体系下对唐氏综合征儿童语音识别能力的研究表明，这一群体在识别语音时存在一定障碍。目前尚未见国内关于唐氏综合征儿童语音识别能力的研究。而且我国的语言体系以汉语普通话为主，汉语普通话是一种典型的声调语言。因此，探究汉语体系下唐氏综合征儿童的语音识别能力特征，一方面能丰富唐氏综合征儿童的语音识别能力特征的跨语言研究，另一方面也能为唐氏综合征儿童语音识别能力的干预提供一定的参考。

在语音识别能力评估的众多研究范式中，音位对比式识别测试主要考察儿童辨识两个相似音位的能力。这一测试形式具有以下优点：（1）由于所选音位对的可辨识度较低，因此音位对比式识别能力测试能体现儿童语音识别的精细程度；（2）这一测试中，儿童只需要记住两个词语，这最大限度地降低了对被试言语短时记忆的要求。

基于此，本实验将以51名唐氏综合征儿童和51名普通儿童为研究对象，以汉语体系下36对核心音位对为研究材料，探究唐氏综合征儿童与普通儿童在声母识别、韵母识别和声调识别上的差异。本研究提出以下假设：儿童类型和语音类型影响儿童的语音识别能力。

二　研究方法及过程

（一）研究对象

本研究中的研究对象与唐氏综合征儿童词汇理解能力的特征研究中的研究对象一致。

（二）研究工具

1. 实验材料

为精准地考察唐氏综合征儿童对语音识别的精细程度，本书采用黄昭鸣、韩之娟编制的"构音语音能力评估词表"中包含的 36 对核心音位对作为考察唐氏综合征儿童语音识别的材料。[①] 这一材料的编制遵循以下原则：（1）根据汉语普通话的构音生理对音位对进行分类；（2）所选取的音位对均是儿童在生长发育过程中最易发生混淆的音位对。

此材料含有 36 对核心音位对，这 36 对音位对又被分为 18 项音位对。其中韵母音位对有 10 对，分为前鼻韵母与后鼻韵母（如：an/ang），鼻韵母与无鼻韵母（如：in/i）、三元音、双元音与单元音（如：ia/i）、前元音与后元音（如：i/u）、高元音与低元音（如：i/a）和圆唇与非圆唇（如：i/ü）6 项。声母音位对 23 对，分为不送气与送气塞音（如：d/t）、不送气与送气塞擦音（如：j/q）、塞音与擦音（如：k/h）、塞擦音与擦音（如：j/x）、塞音与鼻音（如：b/m）、擦音与无擦音（如：h/-）、送气塞音的构音部位（如：p/t）、不送气塞音的构音部位（如：b/d）和舌尖后音与舌尖前音（如：zh/z）共 9 项。声调音位对 3 对，分为一声与二声（如 uā/uá）、一声与三声（如：uā/uǎ）和一声与四声（如：uā/uà）共三项。

上述音位的识别均以成对单音节词的形式进行考察，如通过让儿童从"bao1/mao1"中指出某一目标词考察其对音位对"b/m"的识别能力。上述单音节词的音频材料由一位普通话标准的女性在安静的实验室通过麦克风和电脑录制完成。每个刺激录制成一个独立的立体声波形文件，文件采样频率为 44100Hz，位深为 16bit。通过声音编辑软件 Adobe Audition 对所有刺激进行标准化，以声级计测量输出的声音强度，保证声音输出强度为 70dB SPL；音长统一标准化为 500ms。除音频材料外，每个单音节词还配有彩色图片，实验中所有图片均采用 bmp 格式，尺寸为 396×400，位深为 24 位。实验中所有材料均通过 Eprime1.0 呈现。实验材料举例如图 3-2-1 所示。

2. 其他工具

（1）用于呈现实验材料的 Eprime1.0 软件；（2）用于呈现实验程序的 14 寸 Think Pad 笔记本（型号：X230s）一台；（3）用于反馈被试指认结果

---

① 黄昭鸣、万勤、张蕾：《言语功能评估标准及方法》，华东师范大学出版社 2007 年版，第 49—83 页。

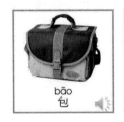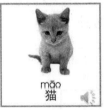

图 3-2-1　核心音位对语音识别材料举例

的数字小键盘一个；（4）用于提升儿童测验积极性的强化物若干；（5）用于记录被试测验过程的记录纸若干，记录笔一支；（6）一张桌子和两个凳子。

（三）实验设计

实验采用 2×3 两因素混合实验设计，被试间变量为儿童类型，分为唐氏综合征儿童和普通儿童两个水平；被试内变量为语音识别类型，分为声母识别、韵母识别和声调识别三个水平；因变量为两组儿童对不同类型语音的识别能力，用正确率来考察。

（四）实验过程

测验在本底噪声低于 45dB（A）的安静教室进行，两名经过培训的研究生担任主试。被试端坐于电脑正前方，双眼与屏幕齐平，距离约为 70 厘米。一名经过训练的主试用 Eprime1.0 呈现测验材料，要求被试判断目标刺激对应的图片是哪一张。正式测验前，主试通过屏幕呈现和言语表达的方式告知被试指导语，在被试理解测验要求后进入正式测验。指导语为："××，一会儿电脑上会呈现两张图片，电脑先告诉你这两张图片分别是什么，然后你再根据电脑发出的声音认一认对应的图片。"

正式测验时，先在屏幕正中心呈现注视点"+"，800 毫秒后自动转到刺激界面。刺激界面里，电脑的左侧先出现一张图片，与图片对应的刺激声音一同出现（如：bao1），声音持续 500 毫秒，1 秒后电脑的右侧出现另一张图片，与图片对应的刺激声音一同出现（如：mao1），声音持续 500 毫秒。所有的图片自出现后一直呈现，直至本试次结束。1 秒后电脑出现一个目标音，被试根据目标音指认对应的图片。主试根据被试指认的结果操作数字小键盘。程序根据电脑按键，自动进入下一个目标词。因为语音识别是从两个相似的音节中选择一个目标音，为避免被试由于猜测造成实验结果不精准，每一试次中均出现三次目标音，三次目标音在两个单音节词中随机出现。语音识别的程序示例如图 3-2-2 所示。测验以个别测试的方式进行，每名被试测试时间约为 10 分钟。

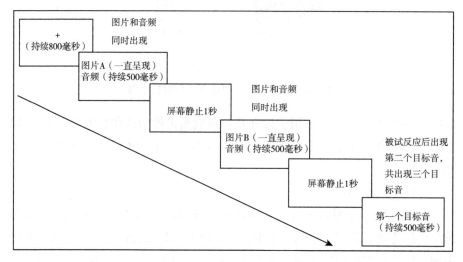

图 3-2-2　语音识别程序示例

（五）计分方式

被试每一试次反应结束后，软件根据被试的反应自动记录分数。对每一次目标音，如果被试反应正确记为"1"，反应错误记为"0"。如果被试在某一试次中记录的反应结果为"101"，表示被试在第一次和第三次指认中是正确的，在第二次指认中出现了错误。因为每一试次中目标音在两个单音节词中随机出现 3 次，所以被试语音识别成绩为 $(3x-n)/3x \times 100\%$，其中 x 为试次数；n 为错误次数，即记录为"0"的个数。

（六）数据处理与分析

采用 Excel2013 和 SPSS16.0 软件进行数据的处理与分析。

三　研究结果

为具体、精准了解汉语体系下唐氏综合征儿童的语音识别特征，将对唐氏综合征儿童对 36 对核心音位对的识别能力及 18 项音位对的识别能力进行分析。

（一）唐氏综合征儿童对 36 对音位对的识别能力

唐氏综合征与普通儿童对 36 对核心音位对的识别能力如表 3-2-1 所示。由表可知，唐氏综合征儿童对 36 对音位对识别的正确率均低于普通儿童。

对唐氏综合征儿童 36 对音位对的语音识别正确率进行具体分析，可以发现：唐氏综合征儿童对 i/ü、ia/i、j/x、a/i、b/f、b/d 和 j/q 这 7 对（19.44%）音位对的识别正确率大于 90%；对 zh/sh、an/ang、b/p、i/u、b/m、g/k、s/z、ia/iao、一声/二声、h/-、一声/四声、一声/三声、c/z、z/zh、i/ing、b/g、zh/ch 和 i/in 这 18 对（50%）音位对的识别正确率在 80%—90%（不含 90%）；对 t/d、k/p、d/g、s/sh、n/d、h/k、t/k 和 in/ing 这 8 对（22.22%）音位对的识别正确率在 70%—80%（不含 80%）；对 t/p、uan/chuang 和 ch/c 这 3 对（8.33%）音位对的识别正确率低于 70%（不含 70%）。而普通儿童仅对 z/zh、s/sh、h/k、t/p、in/ing 和 ch/c 这 6 对音位对的识别正确率低于 90%，对其他 30 对音位对的识别正确率均高于 90%。

表 3-2-1　　两组儿童对 36 对音位对识别正确率的描述性统计结果

（由高到低）　　　　　　　　　　　　　　　单位:%

序号	测试词	目标音位	唐氏儿童 (N=51)	普通儿童 (N=51)
1	雨/椅	i/ü	94.77	99.75
2	家/鸡	ia/i	94.12	100.00
4	鸡/吸	j/x	93.46	96.73
4	拔/鼻	a/i	93.46	99.35
5	杯/飞	b/f	92.81	99.35
6	包/刀	b/d	90.85	96.08
7	鸡/七	j/q	90.20	96.08
8	猪/书	zh/sh	88.89	100.00
9	蓝/狼	an/ang	88.24	96.73
10	包/抛	b/p	86.93	98.69
11	一/乌	i/u	86.93	98.04
12	包/猫	b/m	86.27	99.35
13	菇/哭	g/k	85.62	96.73
14	四/字	s/z	85.62	92.81
15	家/浇	ia/iao	85.62	98.69
16	蛙/娃	一声/二声	85.62	98.30
17	河/鹅	h/-	84.97	98.69

续表

序号	测试词	目标音位	唐氏儿童 (N=51)	普通儿童 (N=51)
18	蛙/林	一声/四声	84.97	94.46
19	蛙/瓦	一声/三声	84.31	96.30
20	刺/字	c/z	83.66	94.12
21	紫/纸	z/zh	83.01	88.24
22	吸/星	i/ing	83.01	96.73
23	包/高	b/g	82.35	96.08
24	猪/出	zh/ch	81.05	97.39
25	吸/心	i/in	80.39	91.50
26	刀/高	d/g	79.74	94.12
27	套/稻	t/d	79.74	98.04
28	铐/泡	k/p	79.74	96.73
29	四/室	s/sh	77.12	88.89
30	闹/稻	n/d	75.82	94.12
31	河/壳	h/k	73.86	84.97
32	套/铐	t/k	72.55	93.46
33	心/星	in/ing	70.59	72.55
34	套/泡	t/p	69.93	83.01
35	船/床	uan/uang	67.97	91.50
36	出/粗	ch/c	66.01	72.55

(二) 唐氏综合征儿童对18项音位对的识别能力

唐氏综合征与普通儿童对18项音位对的识别正确率如表3-2-2所示。由表可知，唐氏综合征儿童对18项音位对识别的正确率均低于普通儿童。

对唐氏综合征儿童18项音位对的语音识别正确率进行具体分析，可以发现：唐氏综合征儿童对圆唇音与非圆唇音和高元音与低元音的识别能力最好，正确率均高于90%；对前鼻韵母与后鼻韵母、舌尖前音与舌尖后音和不同构音部位的送气塞音的识别能力最差，正确率均低于80%；对其他项的识别正确率处于80%—90%。而普通儿童仅对前鼻韵母与后鼻韵母和舌尖前音与舌尖后音识别的正确率低于90%，对其他项识别正确率均在90%以上。

表 3-2-2　　两组儿童对 18 项音位对识别正确率的描述性统计结果

（由高到低）　　　　　　　　　　　　　　　　单位:%

序号	项目	音位对	唐氏儿童（N=51）	普通儿童（N=51）
1	圆唇音与非圆唇音	i/ü	94.77	99.75
2	高元音与低元音	i/a	93.46	99.35
3	三元音、双元音与单元音	iao/ia、ia/i	89.87	99.35
4	塞擦音与擦音	j/x、zh/sh、z/s	89.32	96.51
5	前元音与后元音	i/u	86.93	98.04
6	一声与二声	一声与二声	85.62	98.30
7	送气塞擦音与不送气塞擦音	q/j、ch/zh、c/z	84.97	95.86
8	擦音与无擦音	h/-	84.97	98.69
9	一声与四声	一声与四声	84.97	94.46
10	不同构音部位的不送气塞音	b/d、b/g、d/g	84.31	95.42
11	一声与三声	一声与三声	84.31	96.30
12	送气塞音与不送气塞音	p/b、t/d、k/g	84.1	97.82
13	塞音与擦音	k/h、b/f	83.33	92.16
14	鼻韵母与无鼻韵母	in/i、ing/i	81.7	94.12
15	塞音与鼻音	b/m、d/n	81.05	96.73
16	前鼻韵母与后鼻韵母	an/ang、in/ing、uan/uang	75.6	86.93
17	舌尖前音与舌尖后音	zh/z、ch/c、sh/s	75.38	83.22
18	不同构音部位的送气塞音	p/t、p/k、t/k	74.07	91.07

（三）唐氏综合征儿童对不同类型语音的识别能力

利用 SPSS16.0 统计软件中的两因素混合模型对两组儿童语音识别的正确率进行分析，两组儿童对声母、韵母和声调识别正确率的描述性统计结果见表 3-2-3。

表 3-2-3　　两组儿童对不同类型语音识别正确率的描述性统计结果

		M（%）	SD（%）
唐氏儿童（N=51）	声母识别	82.18	7.86
	韵母识别	84.51	10.54
	声调识别	84.97	17.19

续表

		M（%）	*SD*（%）
普通儿童（*N*=51）	声母识别	93.75	3.93
	韵母识别	95.73	4.44
	声调识别	96.35	7.46

由表 3-2-3 可知，无论是声母识别、韵母识别还是声调识别，唐氏综合征儿童语音识别的正确率均低于普通儿童；两组儿童语音识别正确率由低到高均是声母识别、韵母识别和声调识别。

对被试内变量进行球形检验（Mauchly's Test of Spherioity），当被试内变量不满足球形假设（*p*<0.05）时，采用备选方差分析与一元方差（Greenhouse-Geisser）分析结果；当被试内变量满足球形假设（*p*≥0.05）时，选用标准一元方差（Sphericity Assumed）分析结果。[1] 被试内变量球形检验结果如表 3-2-4 所示。

表 3-2-4　　两组儿童对不同类型语音识别正确率的方差齐性检验结果

	p	方差是否齐性	Epsilon 校正系数
Mauchly's 球形检验	0.000	否	0.734

如表 3-2-4 所示，由于被试内方差不齐，所以采用 Greenhouse-Geisser 校正系数对被试内变量进行统计分析。被试的方差分析结果如表 3-2-5 所示。

表 3-2-5　　两组儿童对不同类型语音识别正确率的方差分析

自变量	*F*	*df*	*p*
儿童类型	60.317	1	0.000 ***
语音类型	3.605	1.467	0.043 *
儿童类型 * 语音类型	0.014	1.467	0.963

注：* 表示平均值达到显著的统计学差异（丨 ≤0.05）；** 表示平均值达到极显著的统计学差异（*p*≤0.01）；*** 表示平均值达到极其显著的统计学差异（*p*≤0.001），下同。

---

[1] 杜晓新编著：《心理与教育研究中实验设计与 SPSS 数据处理》，北京大学出版社 2013 年版，第 86—102 页。

由表3-2-5可知，儿童类型主效应极其显著（$F = 60.317$，$p < 0.001$），唐氏综合征儿童的语音识别正确率极其显著低于普通儿童；语音类型主效应极显著（$F = 3.605$，$p < 0.01$），这说明语音类型影响了儿童语音识别的正确率。儿童类型 * 语音类型交互作用不显著（$F = 0.014$，$p > 0.05$）。

由于语音类型有三个水平，需对三类语音识别的正确率进行多重比较，儿童声母识别、韵母识别和声调识别正确率的描述统计结果分别为87.97±8.49（%）、90.12±9.82（%）、90.66±14.37（%），如图3-2-3所示。

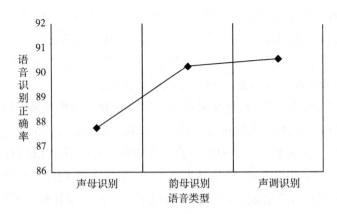

图3-2-3　儿童对不同类型语音识别正确率的均值

儿童对不同类型语音识别正确率的组间差异检验结果如表3-2-6所示。

表3-2-6　　　　儿童对不同类型语音识别正确率的多重比较结果

语音类型1	语音类型2	p
声母	韵母	0.002 **
	声调	0.025 *
韵母	声母	0.002 **
	声调	0.661

表3-2-6表明，儿童对声母识别的正确率显著低于韵母（$p = 0.002$，$p < 0.01$），对声母识别的正确率显著低于声调（$p = 0.025$，$p < 0.05$），这说明在三类语音识别中，儿童对声母识别的正确率是最低的；儿童对声调和韵母识别的正确率没有达到统计学上的显著差异（$p > 0.05$），这说明儿童对韵母和声调识别的正确率是相当的。

四　讨论

（一）唐氏综合征儿童对 36 对音位对的识别能力

唐氏综合征儿童对 36 对音位对的语音识别正确率分析结果表明，唐氏综合征儿童对 t/d、k/p、d/g、s/sh、n/d、h/k、t/k 和 in/ing 这 9 对（22.22%）音位对的识别正确率在 70%—80%；对 uan/chuang 和 ch/c 这 2 对（5.5%）音位对的识别正确率低于 70%。而普通儿童仅对 in/ing 和 ch/c 的识别能力是低于 80% 的。凯勒等通过 5 对音位对研究了唐氏综合征儿童的语音识别能力，结果表明，唐氏综合征在 2 对音位对的识别上与普通儿童存在差异。[①] 这都说明唐氏综合征儿童在某些音位对的识别上是存在障碍的。

（二）唐氏综合征儿童对 18 项音位对的识别能力

唐氏综合征儿童 18 项音位对的语音识别正确率分析结果表明，儿童对前鼻韵母与后鼻韵母、舌尖前音与舌尖后音和不同构音部位的送气塞音的识别能力最差，正确率均低于 80%。普通儿童在上述三项音位的对比也是较差的。刘巧云研究了 3—5 岁普通儿童音位对比的习得顺序，结果表明，汉语普通话下普通儿童在韵母习得过程出现了 "鼻韵母对比晚习得" 的现象，在声母习得过程出现了 "c/s/ch/sh 对比晚习得" 和 "p/t/k 对比晚习得" 的现象[②]，本研究结果与上述结果基本一致。

（三）唐氏综合征儿童对不同类型语音的识别能力

方差分析显示，儿童类型主效应极其显著，这说明唐氏综合征儿童的语音识别正确率极其显著低于普通儿童。凯恩斯等研究表明，唐氏综合征儿童语音识别能力低于普通儿童，但两组儿童的测试结果没有显著差异。[③] 语音材料不同可能是导致两项研究结果不一致的主要原因。凯恩斯等的研究中，成对的两个词语是较为相似的，但是两个词语中会有一个及以上音素存在差异（如：cup /duck 的第一个声母和最后一个声母都不一致）。而本研究中，儿童需要在仅有一个维度差异的两个词语中进行选择。这样的配对方式会导

① Keller-Bell Y., Fox R. A., "A Preliminary Study of Speech Discrimination in Youth with Down Syndrome", *Clinical Linguistics and Phonetics*, Vol. 21, No. 4, 2007, pp. 305-317.

② 刘巧云：《听障儿童听觉识别与理解能力评估及训练研究》，博士学位论文，华东师范大学，2008 年。

③ Cairns P., Jarrold C., "Exploring the Correlates of Impaired Non-Word Repetition in Down Syndrome", *British Journal of Developmental Psychology*, Vol. 23, No. 3, 2005, pp. 401-416. .

致两个词语的可辨别度降低，增加语音识别的难度，但也更能体现儿童语音识别的精细程度。

在三类语音中，儿童对声母识别的正确率低于韵母和声调，对韵母和声调识别的正确率无显著差异，这说明儿童识别声母的能力最差，识别韵母和声调的能力相当。声母和韵母的声学参数分析结果表明，韵母在声学上相对简单、持续时间相对较长；声母在声学上更为复杂、持续时间较短。[1] 另外，汉语普通话中声调的基频是变化的，这也使得声调易于区分。声母、韵母和声调在声学参数上的差异是导致这三类语音识别正确率差异的主要原因。

什么原因导致唐氏综合征儿童语音识别能力差呢？可能原因如下：一是听力障碍。语音识别能力评估的测试需要以听觉的形式呈现材料，在本实验中，被试的纯音平均听阈值为 36.32±5.68dB HL，并没有排除具有听力障碍的唐氏综合征儿童，因此听力问题可能是导致两组儿童语音识别能力产生差异的原因之一。二是听觉信息处理能力异常。大脑是人类思维活动和意识活动的器官，是中枢神经系统的最高级部分，由左、右两个半球组成。两个半球由胼胝体连接，胼胝体负责沟通两个半球的信息。大脑作为一个整体参与活动，但在加工不同类型信息时，左、右两个半球表现出不一致的加工优势。这种信息加工主要由一侧大脑半球控制和支配的现象称为偏侧化。[2] 对普通人群的研究表明，普通人群在言语加工时大脑表现出左侧化，即大脑加工言语信息的优势半球在左半球，且这一特定的处理信息方式并不受到语言体系的影响。[3] 而许多对唐氏综合征儿童言语加工的研究表明，这一部分儿童在加工言语信息时，表现出和普通人群不一致的偏侧化，即表现出右半球

---

[1] Cowan N., Lichty W., Grove T. R., "Properties of Memory for Unattended Spoken Syllables", *Journal of Experimental Psychology*: *Learning*, *Memory*, *and Lognition*, Vol. 20, No. 2, 1990, pp. 258-269.

[2] 史清敏：《关于大脑左右半球功能的研究方法》，《河北师范大学学报》（教育科学版）1999年第2期。

[3] Westerhausen R., Bless J. J., Passow S., et al., "Cognitive Control of Speech Perception Across the Lifespan: A Large - Scale Cross - Sectional Dichotic Listening Study", *Developmental Psychology*, Vol. 51, No. 6, 2015, pp. 806 - 815. Bless J. J., Westerhausen R., Torkildsen J. V. K., et al., "Laterality across Languages: Results from a Global Dichotic Listening Study Using a Smartphone Application", *Laterality*, Vol. 20, No. 4, 2015, pp. 434-452.

加工优势。[1] 唐氏综合征儿童的语言异常可能与其特定的听觉信息处理方式异常有关。[2] 但右半球加工优势对唐氏综合征儿童语言产生的具体影响还需要进一步证实。

五　研究结论与建议

通过本节内容我们可知：（1）汉语体系下唐氏综合征儿童的语音识别能力是存在一定障碍的。（2）汉语体系下唐氏综合征儿童对不同类型的语音的识别能力存在一定差异。

语音感知是语音产生的基础，也是词汇理解的初级阶段。因此，在唐氏综合征儿童言语语言康复或生活语文课程的实施中，当教学内容中涉及某些难区分的音位对时，教师应在保证儿童正确识别语音的基础上开始后续的教学。

第三节　唐氏综合征儿童语音识别能力的
大脑偏侧化研究

一　研究目的与假设

大脑是人类思维活动和意识活动的器官，由左、右两个半球组成。大脑作为一个整体参与活动，但在加工不同类型信息时，左、右两个半球表现出不一致的加工优势。这种信息加工主要由一侧大脑半球控制和支配的现象称为偏侧化。[3] 20 世纪 60 年代，神经心理学家木村（Kimura）通过双耳分听的实验范式研究了信息加工的偏侧化现象，表明言语加工时大脑表现出左侧化。[4] 在

---

① Shoji H., Koizumi N., Ozaki H., "Linguistic Lateralization in Adolescents with Down Syndrome Revealed by a Dichotic Monitoring Test", *Research in Developmental Disabilities*, Vol. 30, No. 2, 2009, pp. 219-228.

② Groen M. A., Alku P., Bishop D. V. M., "Lateralisation of Auditory Processing in Down Syndrome: A Study of T - Complex Peaks Ta and Tb", *Biological Psychology*, Vol. 79, No. 2, 2008, pp. 148-157.

③ 王潇、吴国榕、吴欣然等：《语言功能偏侧化及其与利手、功能连接的关系》，《心理科学进展》2020 年第 28 卷第 5 期。

④ 高少华、赵航、Hakyung 等：《辅—元音节双耳分听研究进展》，《听力学及言语疾病杂志》2019 年第 27 卷第 4 期。

双耳分听实验中，由于来自每侧耳的刺激主要或完全通过对侧的通路传递到对侧大脑，所以左耳优势代表了右脑偏侧化，右耳优势代表了左脑偏侧化。研究者通过这一范式研究了不同语言体系下言语加工的耳优势，表明言语加工具有右耳优势，即大脑左侧化现象。[1] 右耳优势很少受语言体系影响，但语言体系会影响言语加工的偏侧化程度。[2]

　　语言障碍在唐氏综合征儿童中广泛存在，是其最突出的特征之一。[3] 唐氏综合征儿童的语言异常可能与其听觉信息处理能力异常有关。[4] 言语加工偏侧化现象是听觉信息处理能力的重要组成部分，因此部分研究者探究了唐氏综合征儿童的言语加工偏侧化。绍吉（Shoji）等研究表明，唐氏综合征儿童在言语加工过程表现出左耳优势。[5] 但希思（Heath）等的研究显示，唐氏综合征儿童在言语加工中表现出与普通儿童一致的右耳优势。[6] 实验材料和反馈方式可能是结果产生分歧的原因。汉语是一种声调语言，包括声母、韵母和声调。因此，本研究将以汉语体系下单音节词为材料，探究唐氏综合征儿童汉语语音加工的偏侧化方向；探究唐氏综合征儿童汉语语音加工的偏侧化程度，一方面为唐氏综合征儿童汉语语言加工的偏侧化研究提供参考；另一方面也能为唐氏综合征儿童语音加工偏侧化的跨语言研究提供支撑。

---

① Westerhausen R., Bless J. J., Passow S., et al., "Cognitive Control of Speech Perception Across the Lifespan: A Large-Scale Cross-Sectional Dichotic Listening Study", *Developmental Psychology*, Vol. 51, No. 6, 2015, pp. 806-815.

② Bless J. J., Westerhausen R., Torkildsen J. V. K., et al., "Laterality Across Languages: Results from a Global Dichotic Listening Study Using a Smartphone Application", *Laterality*, Vol. 20, No. 4, 2015, pp. 434-452.

③ Smith E., Hokstad S., Nss K., "Children with Down Syndrome can Benefit from Language Interventions: Results from a Systematic Review and Meta-Analysis", *Journal of Communication Disorders*, Vol. 85, No. 4, 2020, pp. 92-98.

④ 林青、刘巧云：《唐氏综合征儿童汉语音位对比式听觉识别能力的特征研究》，《听力学及言语疾病杂志》2022年第30卷第5期。

⑤ Shoji H., Koizumi N., Ozaki H., "Linguistic Lateralization in Adolescents with Down Syndrome Revealed by a Dichotic Monitoring Test", *Research in Developmental Disabilities*, Vol. 30, No. 2, 2009, pp. 219-228.

⑥ Heath M., Welsh T. N., Simon D. A., et al., "Relative Processing Demands Influence Cerebral Laterality for Verbal-Motor Integration in Persons with Down Syndrome", *Cortex*, Vol. 41, No. 1, 2005, pp. 519-523.

二　研究方法及过程

（一）研究对象

选取上海市和温州市的儿童进行实验。唐氏综合征儿童纳入标准：（1）均被诊断为 21-三体综合征；（2）年级为 1—9 年级；（3）生理年龄为 8—18 岁；（4）无听力问题；（5）双耳听阈差值小于 5dB HL。唐氏综合征儿童排除标准：（1）合并其他残疾类型（如：听力残疾、孤独症、脑瘫等）；（2）有明显情绪行为问题。

最终从上海市和温州市两所特殊教育学校选取 17 名唐氏综合征儿童。其中男童 10 名，女童 7 名；年龄为 8—18 岁，平均年龄 14.07±2.26 岁。对唐氏综合征儿童进行纯音测听，平均听阈值为 18.6±2.57dB HL；双耳平均听阈差值为 2.94±1.59 dB HL。通过中国比内测验评估唐氏综合征儿童的智力水平，唐氏综合征儿童比内原始分得分 2—12 分，平均 7.59±1.94 分。据此匹配智力水平相匹配的智力落后儿童和普通儿童各 17 名。

智力落后儿童纳入标准：（1）学龄段儿童；（2）年级为 1—9 年级；（3）生理年龄为 8—18 岁；（4）听力正常。智力落后儿童排除标准：（1）合并其他残疾类型（如：听力残疾、孤独症、脑瘫等）；（2）有明显情绪行为问题。17 名智力落后儿童来自温州市一所特殊教育学校，男童 8 名，女童 9 名；年龄为 8—18 岁，平均年龄 13.89±2.09 岁；智力落后儿童比内原始分得分 2—12 分，平均 7.41±1.5 分。

普通儿童纳入标准：（1）学龄前儿童；（2）生理年龄为 2.5—6 岁；（3）听力正常。普通儿童排除标准：（1）有明显认知、听力、言语、精神和行为等问题。（2）17 名普通儿童均来自上海市一所幼儿园，男童 11 名，女童 6 名；年龄为 3—6 岁，平均年龄 4.73±0.48 岁；（3）比内原始分得分 2—12 分，平均 7.53±1.18 分。上述所有儿童的母语为汉语普通话，利手为右利手。

经独立样本 t 检验，唐氏综合征儿童和智力落后儿童的比内原始分差异无统计学意义 $[t_{(32)} = 0.297, p > 0.05]$；唐氏综合征儿童和普通儿童的比内原始分差异无统计学意义 $[t_{(32)} = 0.057, p > 0.05]$。唐氏综合征儿童和智力落后儿童的生理年龄差异无统计学意义 $[t_{(32)} = 0.237, p > 0.05]$。

（二）研究工具

（1）用于呈现实验材料的 Eprime1.0 软件；（2）用于呈现实验程序的

14 寸 Think Pad 笔记本一台；（3）AWA6291 型声级计一台；（4）GSI Arrow
便携式听力计一台；（5）用于双耳分听实验的 Philips 耳机一副；（6）记录
纸若干。

（三）实验材料

实验中使用的声母是 m、b、p、d、t、ch、sh，韵母是 ao，声调是一
声。这样选择是基于以下原则：（1）上述声母包括汉语普通话辅音的清浊、
发音部位和发音方式三个主要特征；（2）六个声母均能和韵母 ao 及声调一
声结合，构成有意义的单音节词。上述声母、韵母和声调构成七个汉语单音
节词（māo、bāo、pāo、dāo、tāo、chāo、shāo）。本研究的目标刺激为 bāo，
目标刺激和非目标刺激结合，共形成 6 个含有目标刺激的刺激对；剩余 6 个
非目标刺激前后结合，共形成 6 个非目标刺激对。上述刺激对在左右耳互
换，共形成（6+6）×2＝24 个刺激对。每个儿童完成一轮实验后，休息 2—
3 分钟，再进行一轮。即每个儿童需进行 48 个刺激对的目标词辨认。目标
词"bāo"出现的概率为 50%，在左右两耳出现的概率均为 25%。

音频材料由一位普通话二级甲等的女性在隔声室通过麦克风和电脑录制
完成。每个刺激录制成一个独立的立体声波形文件，文件采样频率为
44100Hz，位深为 16bit。对所有刺激逐一进行强度归一化处理，根据刺激音
的平均 RMS 振幅制作等响度的白噪声校准音，播放校准音，用声级计进行
校准，保证播放刺激声的强度控制在 70dB SPL。

（四）实验设计

采用 3×2 两因素混合实验设计考察三组儿童双耳对目标刺激的识别率。
第一个自变量为儿童类型，为受试者间设计，分为实验组（唐氏综合征儿
童）、对照组 1（智力落后儿童）和对照组 2（普通儿童）三个水平；第二
个自变量为耳侧，为受试者内设计，分为左和右两个水平；因变量为受试者
对目标刺激的识别率，用正确率考察。

（五）实验过程

纯音测听在本底噪声低于 35dB（A）的个训室进行。双耳分听实验在
本底噪声低于 45dB（A）的教室进行，一名经过培训的研究生担任主试，
培训人员为华东师范大学言语听觉康复科学实验室的教师，该教师具有国家
助听器验配师考试培训师资质。儿童端坐于电脑正前方，与屏幕距离约为
70 厘米，头戴 Philips 耳机。实验程序通过 Eprime1.0 呈现，主试告知儿童
耳机的左右声道同时呈现不同的刺激，要求儿童同时注意左右两耳，当任何

一耳出现"bāo"时，摁一下数字小键盘上的"Enter"键。每个刺激对的呈现时间为 500 毫秒，前后两个刺激对之间有 3 秒的反应时间，如果儿童在 3 秒内做出反应，程序直接进入下一测试；如果没有反应，程序 3 秒后进入下一次刺激。刺激对前后出现的顺序随机。

为提高"Enter"键的辨识度，保证儿童按键的正确性，"Enter"键用红色的贴纸标注。正式实验前儿童要进行 6 个刺激对的练习。测验以个别测试的方式进行，每名儿童测试时间约为 20 分钟。

（六）计分方式

儿童每一试次反应结束后，软件根据儿童的反应自动记录分数，对每一试次，儿童反应正确记为"1"，反应错误记为"0"。左（右）耳目标刺激识别率=左（右）耳反应正确的总次数/48×100%。偏侧化程度用侧化指数 LI 表示，$LI = [(R-L)/(R+L)] \times 100\%$。其中，$L$ 为左耳对目标音的识别率，R 为右耳对目标音的识别率，LI 的绝对值越大，侧化程度越高。

（七）数据处理与分析

通过独立样本 t 检验，考察三组儿童偏侧指数的差异。所有数据采用 SPSS23.0 软件进行数据的处理与分析。

三　研究结果

（一）三组儿童两耳对目标刺激的识别率

以儿童类型和耳侧对三组儿童的辅音识别率进行 3×2 方差分析，儿童类型主效应不显著 $[F_{(2,48)} = 0.742, p > 0.05]$；耳侧主效应极显著 $[F_{(1,48)} = 8.477, p < 0.01, \eta^2 = 0.15]$，儿童左耳的目标识别率（66.34±19.29）极显著低于右耳（75.16±19.54）；儿童类型和耳侧交互作用极其显著 $[F_{(2,48)} = 17.721, p < 0.001, \eta^2 = 0.425]$。对交互作用进行简单效应检验，结果如图 3-3-1 所示。

由图 3-3-1 可知，以儿童类型为控制变量，唐氏综合征儿童左耳识别率（77.45±13.1）极显著高于（$p < 0.01$）右耳（60.78±22）；智力落后儿童左耳识别率（57.84±20.51）极其显著低于（$p < 0.001$）右耳（80.39±13.48）；普通儿童左耳识别率（63.73±18.85）极其显著低于（$p < 0.001$）右耳（84.34±13.78）。

（二）三组儿童的偏侧化程度

唐氏综合征儿童的偏侧指数为 -14.86，智力落后儿童的偏侧指数为

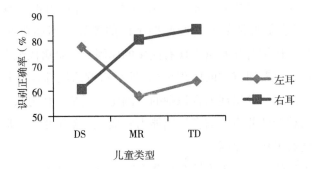

图 3-3-1　儿童类型和耳侧的交互效应

18.28，普通儿童的偏侧指数为 14.97。经独立样本 t 检验，唐氏综合征儿童和智力落后儿童偏侧指数的绝对值差异无统计学意义 $[t_{(32)} = -0.116，p>0.05]$；唐氏综合征儿童和普通儿童偏侧指数的绝对值差异无统计学意义 $[t_{(32)} = 0.368，p>0.05]$。

四　讨论

（一）唐氏综合征儿童辅音识别的偏侧化

由研究结果可知，唐氏综合征儿童在识别辅音时表现出左耳优势，普通儿童和智力落后儿童表现出右耳优势，即唐氏综合征儿童在辅音识别时大脑表现出右偏侧化，且这一表现与其智力落后无关。研究结果与绍吉等一致。[1] 另外，有研究者使用脑电图技术对唐氏综合征儿童的言语识别偏侧化进行研究，得到与本研究一致的结果。[2]

唐氏综合征儿童辅音识别的偏侧化之所以异于普通儿童和智力落后儿童，可能原因如下：一是大脑的颞叶是分析语音振幅、频率及其他声学信息的区域，这一区域对语音的感知和编码有重要影响，普通人群的左侧颞平面

[1]　Shoji H., Koizumi N., Ozaki H., "Linguistic Lateralization in Adolescents with Down Syndrome Revealed by a Dichotic Mmonitoring Test", *Research in Developmental Disabilities*, Vol. 30, No. 2, 2009, pp. 219-228.

[2]　Chen C. C., Ringenbach S., Biwer A., et al., "Cerebral Lateralization of the EEG During Perceptual-Motor Integration in Young Adults with Down Syndrome: A Descriptive Study", *Brazilian Journal of Motor Behavior*, Vol. 9, No. 2, 2015, pp. 1-7.

比右侧颞平面大，这可能是普通人群在言语感知过程出现左侧化的主要原因①，但唐氏综合征群体的左右两侧颞平面的差异并不如普通人群显著②，这可能是导致唐氏综合征儿童出现右侧化的原因。二是唐氏综合征群体两侧颞叶的平均体积比普通群体的体积小③，这会影响唐氏综合征儿童整体的语音感知能力，从而使其出现辅音识别的右侧化。三是与智力水平匹配的普通儿童比，唐氏综合征儿童的辅音识别能力较弱④，这有可能也是导致其在辅音识别时出现右侧化的原因。

在希思等的研究中，唐氏综合征儿童表现出了与普通儿童一样的右耳优势。⑤反馈方式是导致上述研究与本研究产生分歧的主要原因。在上述研究中，研究者让研究对象将注意力集中于某一侧耳，研究对象通过右手快速移动与目标耳中语音信息一致的方块来反馈目标音。希思等解释，唐氏综合征儿童言语加工的优势半球在右半球，右手"快速移动"这一动作由左半球支配，因此在这个任务中，唐氏综合征儿童的左右半球都被激活。但由于负责"快速移动"的左半球被优先激活，导致"言语加工—右手快速动作反馈"这一任务在左半球处理，因此出现了左侧化现象。虽然本研究的反馈方式也是动作反馈，但本研究给受试儿童设置了3秒的反应时间，这对儿童反应速度的要求极低，儿童可根据自己的节奏反应。

（二）唐氏综合征儿童辅音识别的偏侧化程度

由研究结果可知，唐氏综合征儿童与智力落后儿童、普通儿童语音加工的偏侧化程度基本是一致的。绍吉等以日语体系下的双音节词为材料，研究

---

① Toga A. W., Thompson P. M., "Mapping Brain Asymmetry", *Nature Reviews Neuroscience*, Vol. 4, No. 1, 2003, pp. 37-48.

② Frangou S., Aylward E., Warren A., et al., "Small Planum Temporale Volume in Down's Syndrome: A Volumetric MRI Study", *American Journal of Psychiatry*, Vol. 154, No. 10, 1997, pp. 1424-1429.

③ Joanna-Kuzia, Leszek B., Sobaniec W., et al., "A Volumetric Magnetic Resonance Imaging Study of Brain Structures in Children with Down Syndrome", *Neurologia i Neurochirurgia Polska*, Vol. 45, No. 4, 2011, pp. 363-369.

④ 林青、刘巧云：《唐氏综合征儿童汉语音位对比式听觉识别能力的特征研究》，《听力学及言语疾病杂志》2022 年第 30 卷第 5 期。

⑤ Heath M., Welsh T. N., Simon D. A., et al., "Relative Processing Demands Influence Cerebral Laterality for Verbal-Motor Integration in Persons with Down Syndrome", *Cortex*, Vol. 41, No. 1, 2005, pp. 519-523.

了唐氏综合征儿童、智力落后儿童、普通儿童言语加工时的偏侧化程度，结果表明唐氏综合征儿童的偏侧化程度显著高于智力落后儿童和普通儿童。[1] 实验材料有无声调、材料长度和语音特征可能是导致两个研究结果产生差异的原因。

首先，汉语是一种声调语言，口语是一种无声调语言。声调语言的人群在语言偏侧化程度和方向上比非声调语言表现出更大的变异性[2]，这种变异性能对偏侧化程度产生影响。其次，本研究中的材料是"声母—韵母—声调"音节，绍吉等研究中的材料是"声母—韵母—声母—韵母"音节，两个研究中材料的长度不同。双耳分听任务需要研究对象语音短时记忆的支持，研究对象需要在记住双耳刺激的基础上做出反馈。绍吉等研究中材料的总长度大于本研究的材料长度，对研究对象的语音短时记忆要求较高。由于语音短时记忆在唐氏综合征儿童中普遍存在[3]，因此，材料长度能影响唐氏综合征儿童双耳语音感知的正确率，进而对偏侧化程度产生影响。最后，虽然两个研究中材料都是声母和韵母组成的音节，但材料的语音特征并不相同。汉语和日语中声母和韵母的发音时长有所差异，发音时长也可能是导致两个研究结果产生差异的原因。

五 研究结论与建议

综上所述，本书发现，汉语唐氏综合征在辅音识别中表现出左耳优势，即右侧化现象，且这一现象与其智力落后无关；唐氏综合征儿童辅音识别的右侧化程度与智力落后儿童、普通儿童的左侧化程度差异无统计学意义。唐氏综合征儿童辅音识别的右侧化程度与语言能力的关系可在后续研究中进一步讨论。

---

① Shoji H., Koizumi N., Ozaki H., "Linguistic Lateralization in Adolescents with Down Syndrome Revealed by a Dichotic Monitoring Test", *Research in Developmental Disabilities*, Vol. 30, No. 2, 2009, pp. 219-228.

② Valaki C. E., Maestu F., Simos P. G., et al., "Cortical Organization for Receptive Language Functions in Chinese, English, and Spanish: a Cross-Linguistic MEG Study", *Neuropsychologia*, Vol. 42, No. 7, 2004, pp. 967-979.

③ 林青、刘巧云、赵航等：《唐氏综合征儿童言语短时记忆研究综述》，《中国特殊教育》2019 年第 1 期。

第四节　唐氏综合征儿童言语短时记忆的特征研究

一　研究目的与假设

项目短时记忆和顺序短时记忆的加工机制是分离的[①]，若想深入了解唐氏综合征儿童的言语短时记忆特征，应分别关注其项目信息和对顺序信息的加工特点。

传统的记忆广度和非词复述任务需要被试同时保持对项目信息和对顺序信息的记忆，这种测验方式不能为我们精确了解儿童的项目信息加工和顺序信息加工的特征提供更多参考。因此，本节内容将参考布罗克等人的研究范式[②]，以汉语体系下的单音节词为材料，以再认的非言语反馈方式，探究汉语体系下唐氏综合征儿童的项目短时记忆和顺序短时记忆的特征。

项目短时记忆考察的是个体对词汇语音信息的记忆，而汉语音位对能够体现儿童对项目信息识别的精准程度，因此在项目短时记忆研究方面，识别刺激和探测刺激的差异部分将全部来源于汉语体系下的核心音位对比。此部分的研究目的是：（1）探究唐氏综合征儿童与普通儿童项目短时记忆的差异；（2）探究刺激长度和语音类型对唐氏综合征儿童项目短时记忆的影响。研究假设是：（1）唐氏综合征儿童的项目短时记忆落后于同智力水平的普通儿童；（2）刺激长度和语音类型影响唐氏综合征儿童的项目短时记忆。

顺序短时记忆考察的是个体对项目出现的顺序的记忆，为最小化项目信息对顺序记忆的干扰，顺序短时记忆测验中的识别刺激和探测刺激中包含的语音信息是完全一致的，只是出现顺序不一致。这部分的研究目的是：（1）探究唐氏综合征儿童与普通儿童顺序短时记忆的差异；（2）探

---

① Nimmo L. M., Roodenrys S., "Investigating the Phonological Similarity Effect: Syllable Structure and the Position of Common Phonemes", *Journal of Memory & Language*, Vol. 50, No. 3, 2004, pp. 245-258.

② Brock J., Jarrold C., "Language Influences on Verbal Short-term Memory Performance in Down Syndrome: Item and Order Recognition", *Journal of Speech Language and Hearing Research*, Vol. 47, No. 6, 2004, pp. 1334-1346.

究刺激长度和语音的序列位置对唐氏综合征儿童顺序短时记忆的影响。研究假设是：（1）唐氏综合征儿童的顺序短时记忆落后于同智力水平的普通儿童；（2）刺激长度和语音的序列位置影响唐氏综合征儿童的顺序短时记忆。

一　研究方法及过程

（一）研究对象

实验组为来自上海市和温州市共五所特殊教育学校的 30 名学龄段唐氏综合征儿童，男童 13 名，女童 17 名。入组的唐氏综合征儿童需符合以下条件：（1）年级为 1—9 年级。（2）生理年龄为 7—17 岁。（3）无合并其他残疾类型（如：孤独症谱系障碍、脑瘫等）。（4）无明显情绪行为问题。（5）能理解"一样"和"不一样"的概念。这一入组标准通过以下测试进行判断：首先，主试问被试以下两个问题：第一个是"1 和 2 一样不一样？"，第二个是"1 和 1 一样不一样？"。若被试均能回答正确，则进入后续实验。若被试不能全部回答正确，主试将分别呈现"1"和"2"及"1"和"1"两组图片，并通过言语形式给被试解释"一样"和"不一样"的概念。解释完成后主试再问被试"1 和 3 一样不一样？"和"3 和 3 一样不一样？"两个问题。若被试均能回答正确，则进入后续实验。若被试不能全部回答正确，则排除。实验组被试的平均年龄为 14.31±1.91 岁，最大年龄 17.92 岁，最小年龄 10 岁。通过中国比内测验测量实验组儿童的智力水平，实验组儿童比内平均原始分为 7.73±2.6 分，最高得分 12 分，最低得分 2 分。

对照组为来自上海市两所幼儿园的 30 名学龄前普通儿童，男童 18 名，女童 12 名。入组的普通儿童需符合以下条件：（1）无听力和视力问题。（2）无明显情绪行为问题。（3）能理解"一样"和"不一样"的概念。这一标准的判断流程和唐氏综合征儿童组一致。对照组被试的平均年龄为 4.88±0.88 岁，最大年龄 6.25 岁，最小年龄 3.5 岁。通过中国比内测验测量实验组儿童的智力水平，实验组儿童比内平均原始分为 7.73±2.6 分，最高得分 11 分，最低得分 3 分。

经独立样本 t 检验，两组被试比内原始分没有显著性差异 [$t_{(58)}$ = 0.392，$p > 0.05$]。所有被试的视力或矫正视力正常，在测试时精神和健康状态佳。被试基本信息如表 3-4-1 所示。

表 3-4-1　　　　　　　　　　　　　　　被试基本信息

	唐氏儿童 (N=30)	普通儿童 (N=30)	t	p
年龄（岁）	14.31±1.91	4.88±0.88	—	—
比内分数（分）	7.7±2.47	7.47±2.13	0.392	0.696

（二）研究工具

本书通过再认任务来探究唐氏综合征儿童项目短时记忆和顺序短时记忆的特征，即让被试判断两组相同长度（识别刺激和探测刺激包含同样数量的单音节词）的材料的异同来探究其言语短时记忆。本研究实验材料分为 4 个单音节词（识别刺激和探测刺激各包含 2 个单音节词）和 6 个单音节词（识别刺激和探测刺激各包含 3 个单音节词）两个水平。之所以实验材料的长度做如此设置是基于以下原因：伯德等研究表明，唐氏综合征儿童的记忆广度为 2—5 个组块。[①] 当被试判断 2 个单音节词的异同时（识别刺激和探测刺激各包含 1 个单音节词），由于 2 个单音节词在被试的短时记忆容量内，这时主要考察的是被试的语音识别能力。因此，本研究中无论是项目短时记忆测验还是顺序短时记忆测验，都是从让被试记忆 4 个单音节词（识别刺激和探测刺激各包含 2 个单音节词）开始的。当被试判断 8 个单音节词异同时（识别刺激和探测刺激各包含 4 个单音节词），需同时保持对 8 个单音节词的记忆，这一数量超过了唐氏综合征儿童平均记忆容量，容易出现地板效应。

1. 项目短时记忆实验材料

项目短时记忆考察的是个体对事物或事件的"what"成分的把握，在语音输入条件下，上述成分主要是指词汇的语音信息。在项目再认任务中，可以通过提高识别刺激和探测刺激的语音相似度，来探究被试对项目信息加工的精细程度。[②] 在汉语普通话中，核心音位对比式识别能够体现个体对两个相似音位识别的精准性。因此，为细致、深入考察汉语体系下唐氏综合征儿童项目短时记忆的特征，在项目短时记忆测验中，识别刺激和探测刺激的

① Bird E. K., Chapman R. S., "Sequential Recall in Individuals with Down Syndrome", *Journal of Speech and Hearing Research*, Vol. 37, No. 6, 1994, pp. 1369–1380.

② Attout L., Kaa M. A. V. D., Mercédès George, et al., "Dissociating Short-Term Memory and Language Impairment: The Importance of Item and Serial Order Information", *Aphasiology*, Vol. 26, No. 3, 2012, pp. 355–382.

差异将全部来源于核心音位对比中的 18 项音位对比。18 项音位对比含有 8 项声母音位对比、6 项韵母音位对比和 3 项声调音位对比，基于此，本实验中的实验材料设置如下：

4 个单音节词（识别刺激和探测刺激各包含 2 个单音节词）长度的项目短时记忆含 36 个试次。18 个试次中的识别刺激和探测刺激包含的刺激是相同的（如：gao1、qi1 和 gao1、qi1）。18 个试次中识别刺激和探测刺激包含的刺激是不同的，其中 4 个试次中的第一个单音节词的声母不同（如：dao4、ji1 和 tao4、ji1）；5 个试次中的第二个单音节词的声母不同（如：gu1、kao4 和 gu1、tao4）；3 个试次中第一个单音节词的韵母不同（如：xin1、mao1 和 xing1、mao1）；3 个试次中第二个单音节词的韵母不同（如：pao4、ba2 和 pao4、bi2）；2 个试次中第一个单音节词的声调不同（如：wa1、zhi3 和 wa3、zhi3）；1 个试次中第二个单音节词的声调不同（如：pao1、wa1 和 pao1、wa4）。4 个单音节词部分共有 9 个试次的声母不同、6 个试次的韵母不同和 3 个试次的声调不同，所有的不同的两个语音均来自汉语体系下的核心音位对比。

6 个单音节词（识别刺激和探测刺激各包含 3 个单音节词）长度的项目短时记忆含 36 个试次。18 个试次中的识别刺激和探测刺激包含的刺激是相同的（如：jia1、yi1、pao4 和 jia1、yi1、pao4）。18 个试次中识别刺激和探测刺激包含的单音节词是不同的，其中 3 个试次中的第一个单音节词的声母不同（如：tao4、zi4、gao1 和 dao4、zi4、gao1）；3 个试次中的第二个单音节词的声母不同（如：pao4、bao1、qi1 和 pao4、mao1、qi1）；3 个试次中的第三个单音节词的声母不同（如：gu1、ci4、tao4 和 gu1、ci4、kao4）；2 个试次中的第一个单音节词的韵母不同（如：xi1、zi4、tao4 和 xing1、zi4、tao4）；2 个试次中的第二个单音节词的韵母不同（如：lan2、yi1、shu1 和 lan2、wu1、shu1）；2 个试次中的第三个单音节词的韵母不同（如：qi1、bao1、yu3 和 qi1、bao1、yi3）；1 个试次中的第一个单音节词的声调不同（如：wa1、xi1、dao1 和 wa2、xi1、dao1）；1 个试次中的第二个单音节词的声调不同（如：lang2、wa1、zi3 和 lang2、wa3、zi3）；1 个试次中的第三个单音节词的声调不同（如：xing1、mao1、wa1 和 xing1、mao1、wa4）。6 个单音节词部分共有 9 个试次的声母不同、6 个试次的韵母不同和 3 个试次的声调不同，所有的不同的两个语音均来自汉语体系下的核心音位对比。

2. 顺序短时记忆实验材料

顺序短时记忆考察的是个体对项目出现的顺序的记忆。包括绝对顺序和相对顺序。绝对顺序是指某个项目在一个序列中出现的顺序是第几个，相对顺序是指在一个序列中，某个项目相对于其他项目的顺序。[①] 为最小化项目信息对顺序记忆的干扰，顺序短时记忆测验中的识别刺激和探测刺激中包含的语音的项目信息是完全一致的，只是语音前后位置顺序不一致。基于此，本实验中的实验材料设置如下：

4 个单音节词（识别刺激和探测刺激各包含 2 个刺激）长度的顺序短时记忆含 36 个试次。18 个试次中的识别刺激和探测刺激包含的刺激是相同的（如：lu4、si4 和 lu4、si4）；18 个试次中识别刺激和探测刺激包含的单音节词是不同的（如：si4、xi1 和 xi1、si4）。上述所有单音节词均来自汉语体系下 36 对核心音位对包含的 50 个单音节词。

6 个刺激（识别刺激和探测刺激各包含 3 个单音节词）长度的顺序短时记忆含 36 个试次。18 个试次中的识别刺激和探测刺激包含的单音节词是相同的（如：jia1、yi1、pao4 和 jia1、yi1、pao4）；18 个试次中识别刺激和探测刺激包含的单音节词是不同的，其中 9 个试次中的第一个和第二个单音节词的位置不同（如：nao4、chu1、wu1 和 chu1、nao4 和 wu1）；9 个试次中的第二个和第三个单音节词的位置不同（如：yi3、chu1、he2 和 yi3、he2、chu1）。上述所有单音节词均来自于汉语体系下 36 对核心音位对包含的 50 个单音节词。

3. 其他工具

（1）用于呈现实验材料的 Eprime1.0 软件；（2）用于呈现实验程序的 14 寸 Think Pad 笔记本（型号：X230s）一台；（3）用于反馈被试指认结果的数字小键盘一个；（4）用于提升儿童测验积极性的强化物若干；（5）用于教授儿童"一样"和"不一样"概念的数字"1""2"和"3"的卡片各两张；（6）用于记录被试测验过程的记录纸若干，记录笔一支；（7）一张桌子和两个凳子。

（三）实验设计

1. 项目短时记忆实验

实验采用 2×2×3 三因素混合实验设计，被试间变量为儿童类型，分为唐氏综合征儿童和普通儿童两个水平；第一个被试内变量为刺激长度，分为四

---

① Majerus S., Poncelet M., Elsen B., et al., "Exploring the Relationship Between New Word Learning and Short-Term Memory for Serial Order Recall, Item Recall, and Item Recognition", *European Journal of Cognitive Psychology*, Vol. 18, No. 6, 2006, pp. 848-873.

个单音节词和六个单音节词两个水平；第二个被试内变量为语音识别类型，分为声母项目短时记忆、韵母项目短时记忆和声调项目短时记忆三个水平；因变量为两组儿童对三类不同长度的语音的项目短时记忆，用正确率来考察。

2. 顺序短时记忆实验

对四个单音节词长度的顺序短时记忆来说，识别刺激和探测刺激均含有两个单音节词，识别刺激和探测刺激的区别只是这两个单音节词的顺序相反，因此并不存在对语音的不同序列位置记忆的考察。对六个单音节词长度的顺序短时记忆来说，识别刺激和探测刺激均含有三个单音节词，识别刺激和探测刺激的区别存在以下两种情况：（1）识别刺激和探测刺激的前面两个单音节词的顺序不同；（2）识别刺激和探测刺激的后面两个单音节词的顺序不同。因此序列位置的顺序短时记忆包括前、后两个水平。基于此，顺序短时记忆的实验设计由两个 2×2 混合实验设计构成。

第一个 2×2 混合实验设计的被试间变量为儿童类型，分为唐氏综合征儿童和普通儿童两个水平；被试内变量为刺激长度，分为四个单音节词长度和六个单音节词长度两个水平；因变量为两组儿童对不同长度刺激的项目信息的顺序短时记忆，用正确率来考察。

第二个 2×2 混合实验设计的被试间变量为儿童类型，分为唐氏综合征儿童和普通儿童两个水平；被试内变量为语音的序列位置，分为前和后两个水平；因变量为两组儿童对不同序列位置语音的顺序短时记忆，用正确率来考察。

（四）实验过程

测验在本底噪声低于 45dB（A）的安静教室进行，两名经过培训的研究生担任主试。被试端坐于电脑正前方，双眼与屏幕齐平，距离约为 70 厘米。一名经过训练的主试用 Eprime1.0 呈现测验材料，要求被试判断熊猫和棕色的熊这两个动物（见图 3-3-1）代表的声音是否一样。正式测验之前，主试通过屏幕呈现和言语表达的方式告知被试指导语，在被试理解测验要求后进入正式测验。

正式测验时，屏幕正中心先呈现注视点"ı"，800 毫秒后自动转到刺激界面。刺激界面里，熊猫和棕色熊的图片先后出现在电脑的左、右位置，先播放由熊猫说出的一组由两个刺激或三个刺激（每个刺激持续 500 毫秒，中间间隔 500 毫秒）组成的识别刺激，接着播放由棕色熊说出的与展示词个数相同的探测刺激，识别刺激和探测刺激间隔 1 秒，两张图片自出现后一直呈现，直至本试次结束。随后让被试判断两组声音的异同。主试根据被试

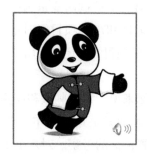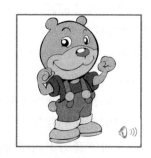

图 3-4-1　言语短时记忆的实验界面

的反馈控制电脑按键，程序根据电脑按键自动进入下一个试次。题目顺序随机。以 6 个单音节词的短时记忆对实验程序进行说明，如图 3-4-2 所示。

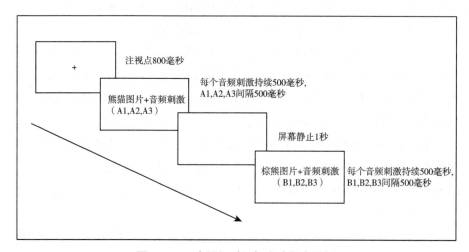

图 3-4-2　言语短时记忆实验程序示例

　　项目短时记忆和顺序短时记忆的实验过程基本一致，只是指导语略有不同。项目短时记忆的指导语为："××，一会儿电脑上会出现一只熊猫和一只棕色的熊，熊猫先说两（三）个词语，然后棕色的熊再说两（三）个词语，你来听一听它们说的词的内容一样还是不一样。"顺序短时记忆的指导语为："××，一会儿电脑上会出现一只熊猫和一只棕色的熊，熊猫先说两（三）个词语，然后棕色的熊再说两（三）个词语。两只动物说的词语的内容是一样的，只是顺序有可能不同，你来听一听它们说的词的顺序一样还是不一样。"

　　测量以个别测试的方式进行，每名被试四个刺激的项目短时记忆和四个刺激的顺序短时记忆的测试时间均为 10 分钟左右；六个刺激的项目短时记忆和六个刺激的顺序短时记忆的测试时间均为 15 分钟左右。言语短时记忆测试的总时间约为 50 分钟。根据被试状态，测试中间休息 1—2 次。每组被试中有一半先进行项目短时记忆测试，再进行顺序短时记忆测试，另一半被试顺序相反。无论是项目短时记忆测验还是顺序短时记忆测验，每名被试均先进行 4 个刺激，再进行 6 个刺激的任务。

（五）计分方式

被试每一试次反应结束后，软件根据被试的反应自动记录分数。被试反应正确记为"1"，反应错误记为"0"。4 个刺激的项目短时记忆、6 个刺激的项目短时记忆、4 个刺激的顺序短时记忆和 6 个刺激的顺序短时记忆的总分均为 36 分。被试在上述任务中的成绩通过正确率考察。例如：某一被试在 4 个刺激的项目短时记忆测验中正确的试次数为 30，那么这名被试在这一测验中的成绩为（30/36）×100% = 83.33%。

4 个刺激和 6 个刺激的项目短时记忆测试均包含 36 个试次，其中 18 个试次中识别刺激和探测刺激相同，9 个试次中识别刺激和探测刺激的声母不同，6 个试次中识别刺激和探测刺激的韵母不同，3 个试次中识别刺激和探测刺激的声调不同。因此，被试对声母短时记忆的正确率为：（声母短时记忆的正确试次数/9）×100%，被试对韵母短时记忆的正确率为：（韵母短时记忆的正确试次数/6）×100%，被试对声调短时记忆的正确率为：（声调短时记忆的正确试次数/3）×100%。

6 个刺激的顺序短时记忆测试均包含 36 个试次，其中 18 个试次中识别刺激和探测刺激相同，9 个试次中的识别刺激和探测刺激的前两个词语顺序不同，9 个试次中的识别刺激和探测刺激的后两个词语顺序不同。因此，被试对前端位置的语音的顺序短时记忆的正确率为：（前端顺序短时记忆的正确试次数/9）×100%；对后端位置的语音的顺序短时记忆的正确率为：（后端顺序短时记忆的正确试次数/9）×100%。

（六）数据处理与分析

采用 Excel2013 和 SPSS16.0 软件进行数据的处理与分析。

三　研究结果

（一）唐氏综合征儿童项目短时记忆的特征

利用 SPSS16.0 统计软件中的重复测量两个因素的三因素混合模型对两组儿童项目短时记忆的正确率进行分析，两组儿童不同长度的三类语音项目记忆的描述性统计结果如表 3-4-2 所示。

表 3-4-2　　两组儿童对不同长度的三类语音的项目短时记忆的正确率

	刺激长度	语音类型	M（%）	SD（%）
唐氏儿童 （$N=30$）	四个 单音节词	声母	57.78	14.11
		韵母	69.44	20.57
		声调	73.77	26.84
	六个 单音节词	声母	42.22	19.22
		韵母	53.89	21.3
		声调	55.56	29.47
普通儿童 （$N=30$）	四个 单音节词	声母	66.67	22.22
		韵母	90.56	12.13
		声调	83.33	24.37
	六个 单音节词	声母	60.74	22.17
		韵母	76.67	22.15
		声调	85.56	20.87

由表 3-4-2 可知，两组儿童对四个单音节词的项目短时记忆正确率的平均值均大于六个单音节词。在所有实验处理水平下，唐氏综合征儿童项目短时记忆的正确率均低于普通儿童；唐氏综合征儿童无论在四个单音节词还是六个单音节词的记忆任务中，项目短时记忆的正确率从低到高依次是声母项目短时记忆、韵母项目短时记忆和声调项目短时记忆。

对被试内变量进行球形检验（Mauchly's Test of Spherioity），当被试内变量不满足球形假设（$p<0.05$）时，采用备选方差分析与一元方差（Greenhouse-Geisser）分析结果；当被试内变量满足球形假设（$p\geqslant0.05$）时，选用标准一元方差（Sphericity Assumed）分析结果。被试内变量球形检验结果如表 3-4-3 所示。

表 3-4-3　　　　　两组儿童对不同长度的三类语音项目短时
记忆正确率的方差齐性检验结果

	自变量	p	方差是否齐性
Mauchly's 球形检验	语音类型	0.133	是
	语音类型 * 刺激长度	0.051	是

由表 3-4-3 所示，被试内变量语音类型、语音类型 * 刺激长度的方差均齐，所以采用 Sphericity Assumed 结果。两组被试对不同长度刺激的三类语音项目短时记忆的方差分析结果如表 3-4-4 所示。

表 3-4-4　　两组儿童对不同长度的三类语音项目短时记忆正确率的方差分析

自变量	F	df	p
儿童类型	29.459	1	0.000 ***
刺激长度	29.827	2	0.000 ***
语音类型	24.686	2	0.000 ***
儿童类型 * 刺激长度	6.61	1	0.013 *
刺激长度 * 语音类型	1.426	2	0.245
儿童类型 * 语音类型	1.223	2	0.298
刺激长度 * 语音类型 * 儿童类型	2.481	2	0.088

由表 3-4-4 可知，儿童类型主效应极其显著（$F = 29.459$，$p<0.001$），说明唐氏综合征儿童的项目短时记忆正确率极其显著低于普通儿童；刺激长度主效应极其显著，说明两组儿童对四个单音节词的项目短时记忆正确率均极显著高于六个单音节词；语音类型主效应极其显著（$F = 24.686$，$p<0.001$），说明语音类型极其显著影响了儿童的项目短时记忆正确率，进一步对不同语音类型下两组儿童项目短时记忆正确率进行多重比较，描述统计结果为声母、韵母和声调的项目短时记忆正确率分别为 56.9±2.2（%）、72.6±2.1（%）、74.4±2.6（%），如图 3-4-3 所示。

不同语音类型下两组儿童项目短时记忆正确率的组间差异检验结果如表 3-4-5 所示。

表 3-4-5　　两组儿童对不同类型语音的项目短时记忆正确率的多重比较结果

语音类型 1	语音类型 2	p
声母	韵母	0.000 ***
	声调	0.000 ***
韵母	声母	0.000 ***
	声调	0.549

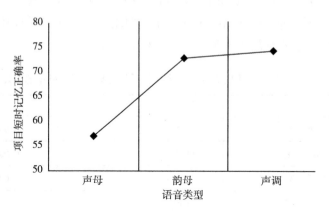

图 3-4-3 儿童对不同类型语音的项目短时记忆正确率的均值

由表 3-4-5 可知，儿童对声母项目短时记忆的正确率极其显著低于韵母和声调（$p<0.001$）。儿童对声调和韵母项目短时记忆的正确率没有达到统计学上的显著差异（$p>0.05$），这说明儿童对韵母和声调项目短时记忆的正确率是相当的。

由于儿童类型＊刺激长度的二阶交互效应显著（$p=0.013$，$p<0.05$），因此应对其进行简单效应检验，结果如图 3-4-4 所示。

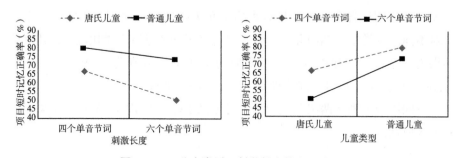

图 3-4-4 儿童类型＊刺激长度的交互作用

简单效应检验结果表明，唐氏综合征儿童对四个单音节词长度的项目短时记忆均极其显著低于六个单音节词（$p<0.001$），普通儿童对四个单音节词长度的项目短时记忆均显著低于六个单音节词（$p<0.05$）。

（二）唐氏综合征儿童顺序短时记忆的特征

1. 唐氏综合征儿童对不同长度刺激的顺序短时记忆

利用 SPSS16.0 统计软件中的两因素混合实验设计模型对两组儿童顺序短时记忆的正确率进行分析，两组儿童对四个单音节词和六个单音节词的顺序短时记忆的正确率结果如表 3-4-6 所示。

表 3-4-6　　　两组儿童对不同长度刺激顺序短时记忆的正确率

儿童类型	刺激长度	M（%）	SD（%）
唐氏儿童（N=30）	四个单音节词	82.41	12.37
	六个单音节词	66.67	13.53
普通儿童（N=30）	四个单音节词	88.98	10.17
	六个单音节词	81.57	12.28

由表 3-4-6 可知，两类儿童对四个单音节词的顺序短时记忆正确率的平均值均大于六个单音节词。在所有实验处理水平下，唐氏综合征儿童顺序短时记忆的正确率均低于普通儿童。

以儿童类型和刺激长度对两组被试顺序短时记忆的正确率进行 2×2 方差分析，两组儿童对不同长度刺激顺序短时记忆正确率的方差分析结果如表 3-3-7 所示。

表 3-4-7　　　两组儿童对不同长度刺激顺序短时记忆正确率的方差分析

自变量	F	df	p
儿童类型	14.002	1	0.000***
刺激长度	83.757	1	0.000***
儿童类型 * 刺激长度	10.855	1	0.002**

由表 3-4-7 可知，儿童类型主效应极其显著（$F=14.002$，$p<0.001$），唐氏综合征儿童对不同长度刺激的顺序短时记忆的正确率极其显著低于普通儿童；刺激长度的主效应极其显著（$F=83.757$，$p<0.001$），说明随着刺激长度增加，儿童对刺激的顺序短时记忆的正确率逐渐降低；儿童类型 * 刺激长度交互作用极显著（$F=10.855$，$p<0.01$），因此应对其进行简单效应检验，结果如图 3-4-5 所示。

由图 3-4-5 可知，在四个单音节词长度条件下，唐氏综合征儿童顺序

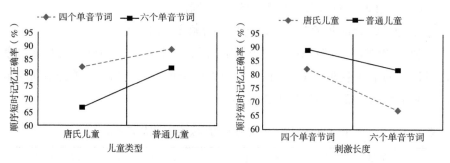

图 3-4-5　儿童类型 * 刺激长度的交互效应

短时记忆的正确率显著（$p<0.05$）低于普通儿童；在六个单音节词长度条件下，唐氏综合征儿童顺序短时记忆的正确率极其显著（$p<0.001$）低于普通儿童。唐氏综合征儿童对四个单音节词长度的顺序短时记忆正确率极其显著高于（$p<0.001$）六个单音节词；普通儿童对四个单音节词长度的顺序短时记忆正确率极其显著高于（$p<0.001$）六个单音节词。

2. 唐氏综合征儿童对不同位置语音的顺序短时记忆

利用 SPSS16.0 统计软件中的两因素混合实验设计模型对两组儿童顺序短时记忆的正确率进行分析，两组儿童对不同位置单音节词的顺序短时记忆的正确率结果如表 3-4-8 所示。

表 3-4-8　　两组儿童对不同位置语音的顺序短时记忆的正确率

儿童类型	语音位置	M（%）	SD（%）
唐氏儿童（$N=30$）	前	58.89	21.27
	后	71.48	28.69
普通儿童（$N=30$）	前	70.74	23.79
	后	82.22	17.65

由表 3-4-8 可知，两类儿童对序列中靠后位置单音节词的顺序短时记忆正确率的平均值均大于靠前位置的单音节词。在所有实验处理水平下，唐氏综合征儿童顺序短时记忆的正确率均低于普通儿童。

以儿童类型和单音节词的顺序位置对两组被试顺序短时记忆的正确率进行 2×2 方差分析，两组儿童对不同位置单音节词的顺序短时记忆正确率的方差分析结果如表 3-4-9 所示。

表 3-4-9　两组儿童对不同位置词语的顺序短时记忆正确率的方差分析

自变量	F	df	p
儿童类型	4.801	1	0.032*
词语位置	15.563	1	0.000***
儿童类型*位置	0.033	1	0.856

由表 3-4-9 可知，儿童类型主效应显著（$F=4.801$，$p<0.05$），唐氏综合征儿童对不同位置单音节词的顺序短时记忆的正确率显著低于普通儿童；单音节词位置的主效应极其显著（$F=15.563$，$p<0.001$），由结合描述性统计结果可知，儿童对序列后方单音节词的顺序短时记忆的正确率极其显著高于序列前方；儿童类型*位置交互作用不显著（$F=0.033$，$p>0.05$）。

四　讨论

（一）唐氏综合征儿童项目短时记忆的特征

1. 唐氏综合征儿童与普通儿童项目短时记忆的差异

儿童类型主效应显著，说明唐氏综合征儿童的项目短时记忆显著低于同智力水平的普通儿童。布罗克等研究了英语体系下唐氏综合征儿童对项目信息的记忆[1]，结果也显示被试的项目短时记忆要低于对照组儿童。项目短时记忆考察的是个体对词汇语音信息的记忆。以上研究说明唐氏综合征儿童对语音项目信息的记忆存在一定障碍。

2. 刺激长度对唐氏综合征儿童项目短时记忆的影响

儿童对四个单音节词的项目短时记忆正确率极显著高于六个单音节词，这说明随着刺激长度增加，儿童对项目的记忆能力变差。珀泽等也研究了刺激长度对儿童项目短时记忆的影响[2]，研究结果与本研究一致。儿童短时记

---

[1]　Brock J., Jarrold C., "Language Influences on Verbal Short-Term Memory Performance in Down Syndrome: Item and Order Recognition", *Journal of Speech Language and Hearing Research*, Vol. 47, No. 6, 2004, pp. 1334-1346. Jarrold C., Thorn A. S. C., Stephens E., "The Relationships among Verbal Short-Term Memory, Phonological Awareness, and New Word Learning: Evidence from Typical Development and Down Syndrome", *Journal of Experimental Child Psychology*, Vol. 102, No. 2, 2009, pp. 196-218.

[2]　Purser H. R. M., Jarrold C., "Poor Phonemic Discrimination does not Underlie Poor Verbal Short-Term Memory in Down Syndrome", *Journal of Experimental Child Psychology*, Vol. 115, No. 1, 2013, pp. 1-15.

忆的正确率之所以随着刺激长度的增加而降低，主要是因为短时记忆的容量是有限的。

目前关于短时记忆容量有限有不同的理论解释。沃夫（Waugh）等认为短时记忆的信息被存储在神经生理的槽道中。槽道数是有限的，当有限的槽道被输入的信息占满后，新输入的信息就要挤掉最先输入进槽道的信息。① 米勒等认为，每一个槽道只能放进一个组块，如果组块数和槽道数吻合，那么所有的组块将被保存；如果组块数多于槽道数，后来的组块会要么将最先进入槽道的组块替换，要么不能进入槽道。② 以上两种理论都认为短时记忆的容量是固定的、有限的。也有研究者认为短时记忆的容量是有限的，但不是固定的。克拉茨基（Klatzky）等认为将短时记忆比喻为一个包括工作空间和存储空间的工作台。这个工作台既能对信息进行存储，又能对信息进行加工。工作台的空间是有限的，所以工作空间和存储空间的总和是固定的，但工作空间和存储空间的关系是"此消彼长"的。③ 巴德利等通过复述回路解释了短时记忆容量有限的原因，认为短时记忆的容量没有一个固定的数值，主要受到一个项目复述所需要时间的影响。如果复述一个项目需要的时间多，那么可记忆的项目数量就少；如果复述一个项目需要的时间少，那么可记忆的项目数量就多。④

虽然上述理论略有差异，但都表明短时记忆的容量是有限的。因为容量有限，所以随着长度的增加，短时记忆的加工效率会降低。因此，儿童对长刺激的短时记忆正确率会低于短刺激。

3. 语音类型对唐氏综合征儿童项目短时记忆的影响

儿童对声母项目短时记忆的正确率极其显著低于韵母和声调，对声调和韵母项目短时记忆的正确率没有达到统计学上的显著差异。这说明唐氏综合征儿童对声母的短时记忆能力是最差的，对韵母和声调的短时记忆相对较好

---

① Waugh N. C., Norman D. A., "Primary Memory", *Psychological Review*, Vol. 72, No. 2, 1965, pp. 89-104.

② Miller G. A., "The Magical Number Seven Plus or Minus Two: Some Limits on Our Capacity for Processing Information", *Psychological Review*, Vol, 63, 1956, pp. 81-87.

③ Klatzky R. L., "Human Memory: Structures and Processes", *American Journal of Psychology*, Vol. 93, No. 4, 1980, p. 742.

④ Baddeley A. D., Thomson N., Buchanan M., "Word Length and the Structure of Short-Term Memory", *Journal of Verbal Learning & Verbal Behavior*, Vol. 14, No. 6, 1975, pp. 575-589.

一些。苏普雷南特（Surprenant）等研究了英语体系下普通成年人对声母和韵母的记忆，在这一研究中，研究者将韵母进行了处理，使韵母之间的可辨识度降低，但结果仍显示被试对韵母的记忆要高于声母。[1] 本研究结果与上述研究基本一致。

儿童之所以在声母、韵母和声调的记忆上存在差异，可能与韵母和声调更容易在感觉记忆中存储有关。克劳德（Crowder）等提出感觉记忆（Auditory Sensory Memory）理论，也称为声学分类前存储（Precategorical Acoustic Store）理论，该理论认为以听觉形式呈现的项目首先会以一种未分类的形式被存储在一个相对特定模式的记忆系统中，存储时间大约 2 秒。[2] 当听觉信息进入感觉记忆时，如果新的项目在声学上与之前的项目较为相似，它就会干扰其他项目的存储。声母和韵母的声学参数分析结果表明，韵母在声学上相对简单、持续时间相对较长；声母在声学上更为复杂、持续时间较短，感觉记忆往往优于韵母。[3] 另外，虽然汉语普通话中声调的基频是变化的，但是由于声调的持续时间较长，也有利于其在感觉记忆中存储。

珀泽等研究了英语体系下唐氏综合征与普通儿童对声母和韵母的短时记忆，结果表明，唐氏综合征儿童并没有表现出和对照组的普通儿童一致的韵母记忆优势。[4] 在珀泽等的研究中，除了语音类型和刺激长度这两个被试内变量外，研究者还增加了背景噪声这一变量，背景噪声分为低、高两种水平。研究表明，背景噪声会影响被试对不同类型语音中的记忆能力。而本研究中的所有测验均是在本底噪声低于 45dB（A）的安静教室进行。测试环境的不同可能是导致上述两个研究结果产生差异的主要原因。

① Aimée M. Surprenant, Neath I., "The Relation Between Discriminability and Memory for Vowels, Consonants, and Silent-Center Vowels", *Memory and Cognition*, Vol. 24, No. 3, 1996, pp. 356-366.

② Crowder R. G., Morton J., "Precategorical Acoustic Storage (PAS)", *Perception & Psychophysics*, Vol. 5, No. 6, 1969, pp. 365-373.

③ Cowan N., Lichty W., Grove T. R., "Properties of Memory for Unattended Spoken Syllables", 1990, pp. 258-269.

④ Purser H. R. M., Jarrold C., "Poor Phonemic Discrimination does not Underlie Poor Verbal Short-Term Memory in Down Syndrome", *Journal of Experimental Child Psychology*, Vol. 115, No. 1, 2013, pp. 1-15.

（二）唐氏综合征儿童顺序短时记忆的特征

1. 唐氏综合征儿童与普通儿童顺序短时记忆的差异

儿童类型主效应显著，这说明与同等智力水平的普通儿童比，唐氏综合征儿童的顺序短时记忆能力是差的。贾罗尔德等研究了英语体系下唐氏综合征儿童对语音顺序信息的记忆，结果也显示被试的顺序短时记忆要差于对照组儿童。[①]

顺序短时记忆考察的是个体对项目出现的顺序的记忆，包括绝对顺序和相对顺序。绝对顺序是指某个项目在一个序列中出现的顺序是第几个，相对顺序是指在一个序列中，某个项目相对于其他项目的顺序。[②] 例如在"X、W、L、Q、D"这一字母序列中，字母"L"的绝对顺序是 3，字母"D"的相对顺序是"L"之后的第 2 个字母。因此，唐氏综合征儿童对项目的绝对顺序和相对顺序的记忆存在一定的障碍。

2. 刺激长度对唐氏综合征儿童顺序短时记忆的影响

刺激长度的主效应极其显著，说明随着刺激长度增加，儿童对刺激的顺序短时记忆的正确率逐渐降低。儿童顺序短时记忆的正确率之所以随着刺激长度的增加而降低，也是受到短时记忆容量有限的影响。

3. 语音位置对唐氏综合征儿童顺序短时记忆的影响

儿童对序列后方单音节词的顺序短时记忆的正确率极其显著高于序列前方，说明唐氏综合征儿童对序列后端位置词语的顺序信息记忆要好于前端位置。这说明在唐氏综合征儿童和普通儿童的顺序短时记忆中，均出现了近因效应（Recency Effect）。近因效应是指对序列中最后几个项目的记忆能力最好，它是短时存储的主要特征之一。[③]

五　研究结论与建议

本节以汉语体系下的核心音位对包含的 50 个单音节词为材料，以"再

---

① Jarrold C., Thorn A. S. C., Stephens E., "The Relationships among Verbal Short-Term Memory, Phonological Awareness, and New Word Learning: Evidence from Typical Development and Down Syndrome", *Journal of Experimental Child Psychology*, Vol. 102, No. 2, 2009, pp. 196-218.

② Majerus S., Poncelet M., Elsen B., et al., "Exploring the Relationship Between New Word Learning and Short-Term Memory for Serial Order Recall, Item Recall, and Item Recognition", *European Journal of Cognitive Psychology*, Vol. 18, No. 6, 2006, pp. 848-873

③ 朱滢主编：《实验心理学》（第 4 版），北京大学出版社 2016 年版，第 206—207 页。

认"的非言语反馈方式探究了汉语体系下唐氏综合征儿童项目短时记忆和顺序短时记忆的特征。

在项目短时记忆研究方面，通过研究我们可知：（1）唐氏综合征儿童的项目短时记忆存在障碍；（2）随着刺激长度的增加，唐氏综合征儿童项目短时记忆的正确率降低；（3）唐氏综合征儿童对声母记忆的正确率最低，对韵母和声调记忆的正确率稍高，且两者没有显著差异。在顺序短时记忆研究方面，通过研究我们可知：（1）唐氏综合征儿童的顺序短时记忆存在障碍；（2）随着刺激长度的增加，唐氏综合征儿童顺序短时记忆的正确率降低；（3）唐氏综合征儿童对序列后端位置词语的顺序信息记忆要好于前端位置。

第四章

唐氏综合征儿童语音不同加工阶段的关系及对词汇理解能力的影响研究

由于听觉察知、语音识别和语音输入缓冲是三个前后递进的阶段，若要探究唐氏综合征儿童的听力、语音识别能力、项目短时记忆和顺序短时记忆对词汇理解能力产生的具体影响，首先应探明上述阶段中后一阶段的表现是否与前一阶段的障碍有关。因此本章内容将从探讨唐氏综合征儿童听觉察知、语音识别和语音输入缓冲这三个阶段的关系出发，在这一基础上探讨影响唐氏综合征儿童词汇理解能力的主要因素。

本章主要分为三节。第一节将探讨有无听力障碍对唐氏综合征儿童语音识别能力的影响。第二节将采用差值分析的方法，分别探究唐氏综合征儿童的语音识别能力对其项目短时记忆和顺序短时记忆的影响。第三节将采用回归分析的方法，探究唐氏综合征儿童在语音加工阶段涉及的相关因素对其词汇理解能力的影响，探明影响其词汇理解能力的关键因素。

第一节　唐氏综合征儿童听力对语音识别能力的影响研究

一　研究目的与假设

听力是听觉通道接收一切信息的基础。第三章的研究表明，有35.29%的唐氏综合征儿童存在轻度听力障碍。虽然上述听力障碍以轻度为主，但对普通儿童的研究表明，即便是轻微的听力损失对儿童语言能力的发展也会有负面影响；另外，持续的听力损失还会影响儿童多种能力的长期发展。[1]

---

[1]　Austeng M. E., Harriet A., Falkenberg E., "Hearing Level In Children with Down Syndrome at the Age of Eight", *Research in Developmental Disabilities*, Vol. 34, No. 7, 2013, pp. 2251-2256.

唐氏综合征儿童均伴有不同程度的智力问题，在这个基础上，听力对其言语感知与产生造成的影响可能比普通儿童更为严重。很多研究均描述性分析过唐氏综合征儿童的听力问题是导致其言语问题的主要因素之一[1][2]，但目前没有发现将有无听力障碍作为一个自变量来考察其对儿童语音感知能力产生的具体影响。因此，本节将比较有无听力障碍的唐氏综合征儿童语音识别能力的差异。

本部分的研究假设是，如果有听力障碍和无听力障碍的唐氏综合征儿童的语音识别的正确率无显著差异，说明听力并非影响唐氏综合征儿童语音识别能力的因素。如果有听力障碍的唐氏综合征儿童的语音识别的正确率显著低于无听力障碍的唐氏综合征儿童，说明听力是影响唐氏综合征儿童语音识别能力的因素。

二　研究方法及过程

（一）研究对象

实验组为来自上海市和温州市共五所特殊教育学校的 18 名学龄段唐氏综合征儿童，男童 13 名，女童 5 名。入组的唐氏综合征儿童需符合以下条件：（1）年级为 1—9 年级。（2）生理年龄为 7—17 岁。（3）无合并其他残疾类型（如：孤独症谱系障碍、脑瘫等）。（4）无明显情绪行为问题。（5）两耳中优耳的纯音平均听阈值>25dB HL。通过 Arrow 便携式听力计测得实验组的优耳平均听阈值为 31.39±3.64 dB HL，最大听阈值为 38.75 dB HL，最小听阈值为 27.5 dB HL。实验组被试的平均年龄为 13.43±2.5 岁，最大年龄 17.8 岁，最小年龄 8.83 岁。通过中国比内测验测量实验组儿童的智力水平，实验组儿童比内平均原始分为 5.11±3.03，最高得分 11 分，最低得分 2 分。

对照组为来自上海市和温州市共五所特殊教育学校的 18 名学龄段唐氏综合征儿童，男童 13 名，女童 5 名。入组的唐氏综合征儿童需符合以下条件：（1）年级为 1—9 年级。（2）生理年龄为 7—17 岁。（3）无合并其他残疾类型（如：孤独症谱系障碍、脑瘫等）。（4）无明显情绪行为问题。

---

[1]　Stoel - Gammon, Carol., " Phonological Development in Down Syndrome ", *Developmental Disabilities Research Reviews*, Vol. 3, No. 4, 1997, pp. 300-306.

[2]　Martin G. E., Klusek J., Estigarribia B., et al., "Language Characteristics of Individuals With Down Syndrome", *Topics in Language Disorders*, Vol. 29, No. 2, 2009, pp. 112-132.

（5）两耳中优耳的纯音平均听阈值≤25dB HL。Arrow 便携式听力计测得对照组儿童优耳的平均听阈值为 17.71±4.72dB HL，最大听阈值为 23.75 dB HL，最小听阈值为 6.25 dB HL。对照组被试的平均年龄为 12.25±2.37 岁，最大年龄 15.08 岁，最小年龄 8 岁。通过中国比内测验测量儿童的智力水平，对照组儿童比内平均原始分为 5.39±2.62 分，最高得分 11 分，最低得分 2 分。

经独立样本 t 检验，两组被试的年龄没有显著性差异［（$t_{(34)}$ = -1.441，p>0.05］；两组被试比内原始分没有显著性差异［$t_{(34)}$ = - 0.295，p>0.05］。被试基本信息如表 4-1-1 所示。

表 4-1-1　　　　　　　　　　**被试基本信息**

	实验组（N=18）	对照组（N=18）	t	p
年龄	13.43±2.5	12.25±2.37	-1.441	0.159
比内	5.11±3.03	5.39±2.62	0.295	0.770
纯音阈值	31.39±3.64	17.71±4.72	-	-

（二）研究工具

同唐氏综合征儿童语音识别能力的特征研究中的研究工具一致。

（三）实验设计

实验采用 2×3 两因素混合实验设计，被试间变量为儿童类型，分为有听力障碍的唐氏综合征儿童和无听力障碍的唐氏综合征儿童两个水平；被试内变量为语音识别类型，分为声母识别、韵母识别和声调识别三个水平；因变量为两组儿童对不同类型语音的识别能力，用正确率来考察。

（四）实验过程

同唐氏综合征儿童语音识别能力的特征研究中的研究工具一致。

（五）计分方式

同唐氏综合征儿童语音识别能力的特征研究中的研究工具一致。

（六）数据处理与分析

采用 Excel2013 和 SPSS16.0 软件进行数据的处理与分析。

三　研究结果

为具体、精准地了解汉语体系下唐氏综合征儿童的语音识别特征，将对有听力障碍组的唐氏综合征儿童、无听力障碍组的唐氏综合征儿童和普通儿童对 36 对核心音位对的识别能力及唐氏综合征儿童对 18 项音位对的识别能力进行分析。

（一）有无听力障碍的唐氏综合征儿童对 36 对音位对的识别能力

有听力障碍的唐氏综合征儿童和无听力障碍的唐氏综合征儿童对 36 对核心音位对的识别的正确率如表 4-1-2 所示。由表可知，有听力障碍的唐氏综合征儿童对 b/f、a/i、b/m、j/x 和 ia/i 这 5 对（13.89%）音位对的识别正确率大于 90%；对 i/ü、b/d、an/ang、j/q、zh/sh、h/-、s/sh、i/u、t/d 和 s/z 这 10 对（27.78%）音位对的识别正确率在 80% 和 90% 之间；对 g/k、i/ing、ia/iao、一声/二声、b/p、b/g、c/z、d/g、一声/三声、z/zh、k/p、t/k、一声/四声、zh/ch 和 i/in 这 15 对（41.67%）音位对的识别正确率在 70% 和 80% 之间；对 t/p、n/d、h/k、ch/c、uan/chuang 和 i/in 这 6 对（16.67%）音位对的识别正确率低于 70%。对无听力障碍的唐氏综合征儿童的语音识别的正确率进行分析，这组儿童 15 对（41.67%）音位对的识别正确率大于 90%；对 12 对（33.33%）音位对的识别正确率在 80% 和 90% 之间；对 7 对（19.44%）音位对的识别正确率在 70% 和 80% 之间；对 2 对（5.56%）音位对的识别正确率低于 70%。

对比两组儿童对 36 对音位对识别正确率的差异，发现有听力障碍的唐氏综合征儿童仅在 b/f、b/m、s/sh、t/d、t/k 和 n/d 这六对音位对识别的正确率上略高于听力正常的唐氏综合征儿童。

表 4-1-2　　　　有无听力障碍的唐氏综合征儿童对 36 对音位对
识别正确率的描述性统计结果（由高到低）　　　　单位:%

序号	测试词	目标音位	有听力障碍的唐氏儿童（$N=18$）	听力正常的唐氏儿童（$N=18$）
1	杯/飞	b/f	92.59	90.74
2	拔/鼻	a/i	92.59	92.59
3	包/猫	b/m	90.74	87.04
4	鸡/吸	j/ʌ	90.74	92.59
5	家/鸡	ia/i	90.74	94.44
6	雨/椅	ü/i	88.89	98.15
7	包/刀	b/d	87.04	94.44
8	蓝/狼	an/ang	85.19	90.74
9	鸡/七	j/q	85.19	94.44

序号	测试词	目标音位	有听力障碍的唐氏儿童（N=18）	听力正常的唐氏儿童（N=18）
10	猪/书	zh/sh	83.33	94.44
11	河/鹅	h/-	83.33	90.74
12	四/室	s/sh	83.33	81.48
13	一/乌	i/u	83.33	87.04
14	套/稻	t/d	81.48	77.78
15	四/字	s/z	81.48	83.33
16	菇/哭	g/k	79.63	87.04
17	吸/星	i/ing	79.63	85.19
18	家/浇	ia/iao	79.63	92.59
19	蛙/娃	一声/二声	79.63	88.89
20	包/抛	b/p	79.63	92.59
21	包/高	b/g	77.78	83.33
22	字/刺	z/c	75.93	94.44
23	刀/高	d/g	75.93	79.63
24	蛙/瓦	一声/三声	75.93	83.33
25	紫/纸	z/zh	74.07	94.44
26	铐/泡	k/p	74.07	81.48
27	套/铐	t/k	72.22	66.67
28	蛙/袜	一声/四声	72.22	90.74
29	猪/出	zh/ch	72.22	79.63
30	吸/心	i/in	70.37	83.33
31	套/泡	t/p	68.52	77.78
32	闹/稻	n/d	66.67	62.96
33	河/壳	h/k	66.67	74.07
34	出/粗	ch/c	62.96	68.52
35	船/床	uan/chuang	61.11	74.07
36	星/心	ing/in	50.00	81.48

（二）有无听力障碍的唐氏综合征儿童对 18 项音位对的识别能力

有无听力障碍的唐氏综合征儿童对 18 项音位对的识别能力如表 4-1-3 所示。由表可知，有听力障碍的唐氏综合征儿童对高元音与低元音的识别能力最好，正确率均高于90%，对前鼻韵母与后鼻韵母的识别能力最差，正确率低于70%，对其他项的识别正确率处于70%—90%。而听力正常的唐氏综合征儿童仅对不同构音部位的送气塞音和塞音与鼻音这两项音位对的识别正确率低于80%，对其他16项音位对识别的正确率均高于80%。

对比两组儿童对18项音位对识别正确率的差异，发现有听力障碍的唐氏综合征儿童在塞音与鼻音这一项音位对的识别上与听力正常组相同，对其他17项音位对识别的正确率上均低于听力正常的唐氏综合征儿童。

表4-1-3　　　有无听力障碍的唐氏综合征儿童对18项音位
对识别正确率的描述性统计结果（由高到低）　　单位:%

序号	项目	音位对	有听力障碍的唐氏儿童（N=18）	听力正常的唐氏儿童（N=18）
1	高元音与低元音	i/a	92.59	92.59
2	圆唇音与非圆唇音	i/ü	88.89	98.15
3	塞擦音与擦音	j/x、zh/sh、z/s	85.19	90.12
4	三元音、双元音与单元音	iao/ia、ia/i	85.19	93.52
5	擦音与无擦音	h/-	83.33	90.74
6	前元音与后元音	i/u	83.33	87.04
7	不同构音部位的不送气塞音	b/d、b/g、d/g	80.25	85.80
8	送气塞音与不送气塞音	q/j、ch/zh、c/z	80.25	85.80
9	塞音与擦音	k/h、b/f	79.63	82.41
10	一声与二声	一声与二声	79.63	88.89
11	塞音与鼻音	b/m、d/n	78.70	78.70
12	送气塞擦音与不送气塞擦音	q/j、ch/zh、c/z	77.78	89.51
13	一声与三声	一声与三声	75.93	83.33
14	鼻韵母与无鼻韵母	in/i、ing/i	75.00	84.26
15	舌尖前音与舌尖后音	zh/z、ch/c、sh/s	73.46	81.48
16	一声与四声	一声与四声	72.22	90.74
17	不同构音部位的送气塞音	p/t、p/k、t/k	71.60	75.31
18	前鼻韵母与后鼻韵母	an/ang、in/ing、uan/uang	65.43	81.48

（三）有听力障碍的唐氏综合征儿童对不同类型语音的识别能力

利用SPSS16.0统计软件中的两因素混合模型对两组儿童语音识别的正确率进行分析，两组儿童对声母、韵母和声调识别正确率的描述性统计结果见表 4-1-4 所示。

表 4-1-4   两组儿童对不同类型语音识别正确率的描述性统计结果

		M（%）	SD（%）
有听力障碍的唐氏 综合征儿童（$N=18$）	声母识别	78.5	7
	韵母识别	78.15	11.73
	声调识别	75.93	17.15
听力正常的唐氏 综合征儿童（$N=18$）	声母识别	83.25	7.22
	韵母识别	87.22	7.07
	声调识别	88.89	15.71

由表 4-1-4 可知，有听力障碍的唐氏儿童的声母识别、韵母识别和声调识别的正确率均低于听力正常的唐氏综合征儿童；听力正常的唐氏综合征儿童语音识别正确率由低到高是声母识别、韵母识别和声调识别。而听力异常组唐氏综合征儿童对不同类型语音识别率的高低顺序与之相反。

以儿童类型和语音类型对两组被试的听觉短时记忆进行 2×3 方差分析。对被试内变量进行球形检验（Mauchly's Test of Spherioity），当被试内变量不满足球形假设（$p<0.05$）时，采用备选方差分析与一元方差（Greenhouse-Geisser）分析结果；当被试内变量满足球形假设（$p \geqslant 0.05$）时，选用标准一元方差（Sphericity Assumed）分析结果。被试内变量球形检验结果如表4-1-5 所示。

表 4-1-5   有无听力障碍的唐氏综合征儿童对不同类型
语音识别正确率的方差齐性检验结果

	p	方差是否齐性	Epsilon 校正系数
Mauchly's 球形检验	0.000	否	0.666

由表 4-1-5 可知，被试内方差不齐，所以采用 Greenhouse-Geisser 校正系数对被试内变量进行统计分析。被试的方差分析结果如表 4-1-6 所示。

表 4-1-6   有无听力障碍的唐氏综合征儿童对不同类型
语音识别正确率的方差分析

自变量	F	df	p
儿童类型	11.119	1	0.000 ***

续表

自变量	F	df	p
语音类型	0.308	1.331	0.646
儿童类型＊语音类型	1.373	1.331	0.257

由表4-1-6可知，儿童类型主效应极其显著（F＝11.119，$p<0.001$），有听力障碍的唐氏综合征儿童的语音识别成绩极其显著低于无听力障碍的唐氏综合征儿童；语音类型主效应不显著（F＝0.308，$p>0.05$），儿童类型和语音类型交互作用不显著（F＝1.373，$p>0.05$）。

四　听力障碍对唐氏综合征儿童语音识别能力的影响

有听力障碍的唐氏综合征儿童的语音识别成绩极其显著低于无听力障碍的唐氏综合征儿童，这说明听力是影响唐氏综合征儿童语音识别能力的因素。甘蒙等曾描述性分析了影响儿童语音能力的因素，认为听力损失是导致其语音能力较低的一个因素，但研究中没有为这一假设提供数据支持。[1]凯勒等也认为听力障碍会导致唐氏综合征儿童的语音识别能力较差，因此在唐氏综合征儿童语音识别能力特征的研究中，研究者排除了有听力障碍的儿童。[2]

唐氏综合征儿童的听力损失以传导性为主，造成这一现象的主要原因是分泌性中耳炎。[3]虽然对普通儿童的研究表明，分泌性中耳炎与普通儿童的言语和语言的长期发展没有必然联系[4]，但对本身就存在言语语言障碍的儿童来说，分泌性中耳炎对这部分儿童的影响可能会大于普通儿童。本研究也表明，虽然唐氏综合征儿童的听力损失是轻度的，但已经对其语音感知能力造成了影响。

---

① Stoel - Gammon, Carol., "Phonological Development in Down Syndrome", *Developmental Disabilities Research Reviews*, Vol. 3, No. 4, 1997, pp. 300-306.

② Keller-Bell, Yolanda, Fox R. A., "A Preliminary Study of Speech Discrimination in Youth with Down Syndrome", *Clinical Linguistics & Phonetics*, Vol. 21, No. 4, 2007, pp. 305-317.

③ Laws G., Hall A., "Early Hearing Loss and Language Abilities in Children with Down Syndrome", *International Journal of Language & Communication Disorders*, Vol. 49, No. 3, 2014, pp. 33-342.

④ Frohna J. G., "Otitis Media and Speech and Language: A Meta-Analysis of Prospective Studies", *Pediatrics*, Vol. 145, No. 3, 2004, pp. 410-419.

五　研究结论与建议

本书对比了有听力障碍的唐氏综合征儿童和听力正常的唐氏综合征儿童的语音识别能力，研究结果表明，唐氏综合征儿童的听力问题是影响其语音识别能力的因素。这给予家长、特殊学校教师如下启示：（1）应密切关注有听力问题的唐氏综合征儿童的语音感知能力。（2）对于语音感知能力较差的唐氏综合征儿童，应及时给予干预。

第二节　唐氏综合征儿童语音识别能力对言语短时记忆的影响研究

一　研究目的与假设

通过第三章内容可知，汉语体系下，唐氏综合征儿童的语音识别能力、项目短时记忆和顺序短时记忆均存在异常。由于语音识别阶段是语音输入缓冲阶段的前一阶段，因此，唐氏综合征儿童在语音缓冲阶段的障碍是否与其在语音识别阶段的能力缺陷有关？也就是说，唐氏综合征儿童的语音识别能力是否是导致其言语短时记忆差的原因？为解决上述问题，本节将对以下内容进行讨论：（1）唐氏综合征儿童语音识别能力对项目短时记忆的影响；（2）唐氏综合征儿童语音识别能力对顺序短时记忆的影响。

珀泽等比较了唐氏综合征儿童和普通儿童在语音识别任务和言语短时记忆任务中的差异，结果表明唐氏综合征儿童与普通儿童在语音识别能力上的差异较小，但在短时记忆上的差异较大，基于此，得出"唐氏综合征儿童的言语短时记忆不是由于语音识别能力较差所导致"的结论。[①] 也就是说，如果唐氏综合征儿童的语音识别能力是导致其言语短时记忆差的主要原因，那么随着刺激数量增加，唐氏综合征儿童的言语短时记忆成绩应和普通儿童保持一致的下降趋势，即唐氏综合征儿童的语音识别能力和言语短时记忆均同等程度地弱于普通儿童。因此本部分采用差值分析法来比较两组儿童在两

---

① Purser H. R. M., Jarrold C., "Poor Phonemic Discrimination does not Underlie Poor Verbal Short-Term Memory in Down Syndrome", *Journal of Experimental Child Psychology*, Vol. 115, No. 1, 2013, pp. 1–15.

个单音节词（语音识别能力）、四个单音节词（言语短时记忆）与六个单音
节词（言语短时记忆）再认任务中的表现，探究两组儿童在三项任务中成
绩下降的趋势是否一致。

本部分的假设是，如果随着刺激数量增加，唐氏综合征儿童的言语
（项目/顺序）短时记忆成绩和普通儿童保持一致的下降趋势，说明语音识
别能力是导致唐氏综合征儿童言语（项目/顺序）短时记忆差的原因；如果
随着刺激数量增加，唐氏综合征儿童的言语（项目/顺序）短时记忆成绩比
普通儿童下降得快，说明语音识别能力不是导致唐氏综合征儿童言语（项
目/顺序）短时记忆差的原因。

二　研究方法及过程

（一）研究对象

同唐氏综合征儿童言语短时记忆的特征研究中的研究对象一致。

（二）研究工具

1. 语音识别能力（识别刺激和探测刺激各包含一个单音节词）实验
材料。

本节内容的主旨是探究唐氏综合征儿童的语音识别能力对于项目短时记
忆和顺序短时记忆的影响。在唐氏综合征儿童语音识别能力的特征研究中，
通过听"目标词—指认"的方式考察了儿童的语音识别能力；在唐氏综合
征儿童言语短时记忆的特征研究中，通过"再认"的方式探究了唐氏综合征
儿童项目短时记忆和顺序短时记忆的特征。虽然上述两个实验中采用的实验
材料均来源于汉语 36 对音位对包含的 50 个单音节词，但由于上述两个实验
中的研究范式和计分方式不同，不能直接将被试的上述两类原始分进行比
较。因此，为了更好地探究唐氏综合征儿童语音识别能力和言语短时记忆的
关系，本部分将采用再认的方式考察被试的语音识别能力。在保证语音识别
能力、项目短时记忆和顺序短时记忆的实验材料、研究范式和计分方式一致
的基础上，采用差值分析的方法探究唐氏综合征儿童语音识别和言语短时记
忆的关系。

语音识别能力实验包括 36 个试次，每个试次中的识别刺激和探测刺激
均只含有一个单音节词。其中 18 个试次中的识别刺激和探测刺激包含的单
音节词是相同的（如：gao1 和 gao1）；18 个试次中的两组刺激是不同的
（如：kao4 和 tao4），18 个不同的试次中有 8 个试次的声母不同，6 个试次

的韵母不同和 3 个试次的声调不同，识别刺激和探测刺激的差异全部来源于核心音位对比中的 18 项音位对比。

2. 项目短时记忆和顺序短时记忆实验材料同唐氏综合征儿童言语短时记忆的特征研究中的研究对象一致。

3. 其他材料同唐氏综合征儿童言语短时记忆的特征研究中的研究对象一致。

（三）实验设计

1. 语音识别能力对项目短时记忆的影响

两组被试不同任务成绩的差值研究采用 2×2 两因素混合实验设计，第一个自变量为儿童类型，为被试间设计，分为实验组（唐氏综合征儿童）和对照组（普通儿童）两个水平；第二个自变量为差值类型，为被试内设计，分为语音识别任务（两个单音节词）与四个单音节词的项目短时记忆任务成绩间的差值，以及四个单音节词的项目短时记忆成绩与六个单音节词的项目短时记忆成绩之间的差值两个水平；因变量为被试在不同任务中正确率得分之差。

2. 语音识别能力对顺序短时记忆的影响

两组被试不同任务成绩的差值研究采用 2×2 两因素混合实验设计，第一个自变量为儿童类型，为被试间设计，分为实验组（唐氏综合征儿童）和对照组（普通儿童）两个水平；第二个自变量为差值类型，为被试内设计，分为语音识别任务（两个单音节词）与四个单音节词的顺序短时记忆任务成绩间的差值，以及四个单音节词的顺序短时记忆成绩与六个单音节词的顺序短时记忆成绩之间的差值两个水平；因变量为被试在不同任务中正确率得分之差。

（四）实验过程

同唐氏综合征儿童言语短时记忆的特征研究中的研究对象一致。

（五）计分方式

同唐氏综合征儿童言语短时记忆的特征研究中的研究对象一致。

（六）数据处理与分析

采用 Excel2013 和 SPSS16.0 软件进行数据的处理与分析。

三　研究结果

（一）唐氏综合征儿童语音识别能力对项目短时记忆的影响

唐氏综合征儿童和普通儿童语音识别（两个单音节词）的正确率、四个单音节词的项目短时记忆的正确率与六个单音节词的项目短时记忆正确率的描述性统计结果见表4-2-1。

表4-2-1　两组儿童语音识别、四个单音节词的项目短时记忆与六个
单音节词的项目短时记忆正确率的描述性统计结果

儿童类型	任务类型	M（%）	SD（%）
唐氏综合征儿童	语音识别（两个单音节词）	85.65	7.8
	四个单音节词的项目短时记忆	75.28	8.34
	六个单音节词的项目短时记忆	60.65	9.63
普通儿童	语音识别（两个单音节词）	95.09	4.3
	四个单音节词的项目短时记忆	86.11	7.86
	六个单音节词的项目短时记忆	79.07	8.72

由表4-2-1可知，唐氏综合征儿童在语音识别（两个单音节词）、四个单音节词的项目短时记忆和六个单音节词的项目短时记忆任务中的正确率均低于普通儿童；两组儿童三次任务中正确率由高到低依次是语音识别（两个单音节词）、四个单音节词的项目短时记忆和六个单音节词的项目短时记忆。

唐氏综合征儿童和普通儿童在语音识别（两个单音节词）与四个单音节词的项目短时记忆、四个单音节词与六个单音节词的项目短时记忆间的差值的描述性统计结果见表4-2-2。

表4-2-2　　　　两组儿童的语音识别与不同长度刺激的项目
短时记忆正确率差值的描述性统计结果

儿童类型	差值类型	M（%）	SD（%）
唐氏综合征儿童	语音识别与四个单音节词的项目短时记忆	10.37	4.84
	四个与六个单音节词的项目短时记忆	14.63	10.3
普通儿童	语音识别与四个单音节词的项目短时记忆	8.98	6
	四个与六个单音节词的项目短时记忆	7.04	6.18

以儿童类型和差值类型对两组被试不同任务间的差值进行2×2方差分析，两组儿童对不同任务正确率差值的方差分析结果如表4-2-3所示。

表 4-2-3   **两组儿童对不同任务正确率差值的方差分析**

自变量	F	df	p
儿童类型	15.328	1	0.000 ***
差值类型	0.646	1	0.425
儿童类型 * 差值类型	4.637	1	0.035 *

由表 4-2-3 可知，儿童类型主效应极其显著（$F=15.328$，$p<0.001$），唐氏综合征儿童不同任务间的差值极其显著高于普通儿童；差值类型的主效应不显著（$F=0.646$，$p>0.05$），说明两组儿童在不同类型任务正确率的差值相当；儿童类型 * 差值类型交互作用显著（$F=4.637$，$p<0.05$），因此应对其进行简单效应检验，结果如图 4-2-1 所示。

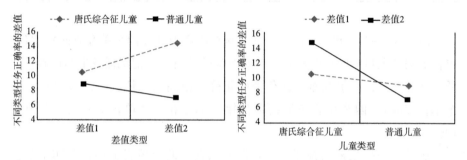

注："差值 1"代表语音识别（两个单音节词）与四个单音节词的项目短时记忆的差值；
"差值 2"代表四个单音节词与六个单音节词的项目短时记忆的差值。

图 4-2-1　儿童类型与差值类型的交互效应

由图 4-2-1 可知，在语音识别与四个单音节词的项目短时记忆差值条件下，唐氏综合征儿童两项任务间的差值与普通儿童无显著性差异（$p>0.05$）；在四个单音节词与六个单音节词的项目短时记忆差值条件下，唐氏综合征儿童两项任务间的差值极显著（$p<0.01$）高于普通儿童。唐氏综合征儿童的语音识别（两个单音节词）与四个单音节词的项目短时记忆差值显著（$p<0.05$）低于四个单音节词与六个单音节词的项目短时记忆差值；普通儿童的语音识别与四个单音节词的项目短时记忆差值和四个单音节词与六个单音节词的项目短时记忆差值无显著差异（$p>0.05$）。

（二）唐氏综合征儿童语音识别能力对顺序短时记忆的影响

唐氏综合征儿童和普通儿童语音识别的正确率、四个单音节词的顺序短时记忆的正确率与六个单音节词的顺序短时记忆正确率的描述性统计结果见

表 4-2-4。

表 4-2-4 两组儿童语音识别、四个单音节词的顺序短时记忆与六个单音节词的顺序短时记忆正确率的描述性统计结果

儿童类型	任务类型	M（%）	SD（%）
唐氏综合征儿童	语音识别（两个单音节词）	85.65	7.8
	四个单音节词的顺序短时记忆	82.96	11.87
	六个单音节词的顺序短时记忆	66.67	13.53
普通儿童	语音识别（两个单音节词）	95.09	4.3
	四个单音节词的顺序短时记忆	88.98	10.17
	六个单音节词的顺序短时记忆	82.41	10.83

唐氏综合征儿童和普通儿童在语音识别与四个单音节词的顺序短时记忆、四个单音节词与六个单音节词的顺序短时记忆间的差值的描述性统计结果见表 4-2-5。

表 4-2-5 两组儿童的语音识别与顺序短时记忆正确率差值的描述性统计结果

儿童类型	差值类型	M（%）	SD（%）
唐氏综合征儿童	语音识别与四个刺激顺序短时记忆	2.69	7.83
	四个刺激与六个刺激顺序短时记忆	16.29	11.01
普通儿童	语音识别与四个刺激顺序短时记忆	6.11	8.58
	四个刺激与六个刺激顺序短时记忆	6.57	9.15

以儿童类型和差值类型对两组被试不同任务间的差值进行 2×2 方差分析，两组儿童对不同任务正确率差值的方差分析结果如表 4-2-6 所示。

表 4-2-6 两组儿童对不同任务正确率差值的方差分析

自变量	F	df	p
儿童类型	6.195	1	0.016*
差值类型	12.172	1	0.001*
儿童类型 * 差值类型	10.623	1	0.002*

由表 4-2-6 可知，儿童类型主效应显著（$F=6.195$，$p<0.05$），唐氏综合征儿童不同任务间的差值极其显著高于普通儿童；差值类型的主效应显著

（$F = 12.172$，$p < 0.05$）；儿童类型 * 差值类型交互作用显著（$F = 10.623$，$p < 0.05$），因此应对其进行简单效应检验，结果如图4-2-2所示。

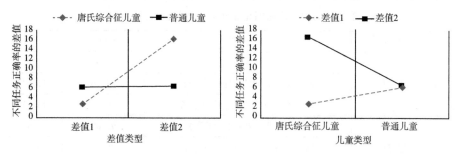

注："差值1"代表语音识别（两个单音节词）与四个单音节词的顺序短时记忆的差值；"差值2"代表四个单音节词与六个单音节词的顺序短时记忆的差值。

图4-2-2　儿童类型与顺序短时记忆任务中差值类型的交互效应

由图4-2-2可知，在语音识别（两个单音节词）与四个单音节词的顺序短时记忆差值条件下，唐氏综合征儿童两项任务间的差值与普通儿童无显著性差异（$p > 0.05$）；在四个单音节词与六个单音节词的顺序短时记忆差值条件下，唐氏综合征儿童两项任务间的差值极其显著（$p < 0.001$）高于普通儿童。唐氏综合征儿童的语音识别与四个单音节词的顺序短时记忆差值极其显著（$p < 0.001$）低于四个单音节词与六个单音节词的顺序短时记忆差值；普通儿童的语音识别（两个单音节词）与四个单音节词的顺序短时记忆差值和四个刺激与六个单音节词的短时记忆差值无显著差异（$p > 0.05$）。

四　讨论

（一）唐氏综合征儿童语音识别能力对项目短时记忆的影响

唐氏综合征儿童在语音识别（两个单音节词）与四个单音节词的项目短时记忆任务上的差值与普通儿童无显著性差异，这说明唐氏综合征儿童和普通儿童在加工两个单音节词（语音识别能力）和四个单音节词时，随着刺激个数增加，两组儿童对项目的短时记忆保持一致的下降趋势。

普通儿童语音识别能力（两个单音节词）与四个单音节词的项目短时记忆成绩间的差值和四个单音节词与六个单音节词的项目短时记忆成绩间的差值无显著性差异，这说明普通儿童对两个单音节词（语音识别能力）、四个单音节词和六个单音节词的项目短时记忆能力下降的趋势是相对稳定的。唐氏综合征儿童语音识别能力（两个单音节词）与四个单音节词的项目短时记忆成绩间的差值显著低于四个单音节词与六个单音节词的项目短时记忆成绩间的差值，说明唐氏综合征儿童在加工六个单音节词时，项目短时记忆出现了加速下滑的趋势。

（二）唐氏综合征儿童语音识别能力对顺序短时记忆的影响

按照分析语音识别能力对项目短时记忆影响的相同的分析方法分析唐氏综合征儿童语音识别能力对顺序短时记忆的影响。可知，在加工两个单音节词和四个单音节词时，随着刺激个数增加，唐氏综合征儿童和普通儿童的顺序短时记忆保持一致的下降趋势。普通儿童对两个单音节词、四个单音节词和六个单音节词的顺序短时记忆能力下降的趋势是相对稳定的。唐氏综合征儿童在对六个单音节词的顺序短时记忆上也出现了加速下滑的趋势。

（三）唐氏综合征儿童语音识别能力对言语短时记忆影响的综合讨论

本节研究使用差值分析法，探讨了唐氏综合征儿童的语音识别能力对项目和顺序短时记忆的影响。结果表明，随着刺激数量的增加，无论是在项目短时记忆还是在顺序短时记忆上，唐氏综合征儿童均先于普通儿童出现短时记忆的正确率加速下滑的趋势。我们推测这种趋势出现的原因是唐氏综合征儿童比普通儿童更早地达到了短时记忆容量上限，这是唐氏综合征儿童言语短时记忆本身所存在的问题，与唐氏综合征儿童的语音识别能力无关。布罗克和珀泽分别通过回归分析和描述性分析（唐氏综合征儿童与普通儿童在语音识别和言语短时记忆成绩上的差异）的方法[1]，探究了印欧语言体系下唐氏综合征儿童语音识别能力与言语短时记忆的关系，研究结果均表明唐氏综合征儿童的言语短时记忆障碍并非由于其语音识别能力较差所致。本研究结果与上述两个研究的研究结果一致，即唐氏综合征儿童的语音识别能力不是导致其言语短时记忆差的主要原因。

听力是语音识别能力的基础，因此研究结果也间接说明听力不是导致唐氏综合征儿童言语短时记忆差的主要原因。承惠京等对比了有听力障碍（纯音听阈在 20—40dB HL）和无听力障碍（纯音听阈小于 20dB HL）的唐

---

① Purser H. R. M., Jarrold C., "Poor Phonemic Discrimination does not Underlie Poor Verbal Short-Term Memory in Down Syndrome", *Journal of Experimental Child Psychology*, Vol. 115, No. 1, 2013, pp. 1-15.

Brock J., Jarrold C., "Language Influences on Verbal Short-Term Memory Performance in Down Syndrome: Item and Order Recognition", *Journal of Speech Language and Hearing Research*, Vol. 47, No. 6, 2004, pp. 1334-1346.

氏综合征儿童的数字短时记忆成绩，结果表明两组儿童的言语短时记忆没有显著差异。① 这说明听力并非导致唐氏综合征儿童言语短时记忆差的原因。

　　本书中对唐氏综合征儿童言语短时记忆的考察均通过非言语反馈形式进行，因此，研究结果也可以说明唐氏综合征儿童的言语短时记忆障碍与其言语产生障碍无关。马塞尔（Marcel）等通过两个实验证明了言语因素对唐氏综合征儿童言语短时记忆的影响。在第一个实验中，研究者要求被试根据听到的数字重新排列带有编号的数字方块；在第二个实验中，研究者要求被试根据听到的词语指认与词语对应的图片。上述两个实验都表明，与言语应答相比，唐氏综合征儿童的言语短时记忆并没有提高。② 非言语应答方式并不能提高唐氏综合征儿童言语短时记忆成绩，这说明言语问题不是导致其言语短时记忆差的主要因素。另外，与言语能力匹配的学习障碍儿童比，唐氏综合征儿童的言语短时记忆较差③，这也说明唐氏综合征儿童的言语短时记忆缺陷不是由言语问题引起的。本研究结果与上述研究一致。

　　什么原因导致唐氏综合征儿童项目短时记忆和顺序短时记忆差呢？有研究者通过巴德利提出的工作记忆模型来解释唐氏综合征儿童言语短时记忆差的原因。贾罗尔德等通过两个研究考察了唐氏综合征儿童语音环路系统的功能，结果表明唐氏综合征儿童语音环路系统的复述功能与对照组无显著差异④，但被动存储功能存在显著异常。⑤ 另外，语音环路保留的项目数是记忆痕迹消退速率和由复述重新激活速率的复合函数。⑥ 因此，研究者也对比

① Seung H. K., Chapman R., "Digit Span in Individuals with Down Syndrome and in Typically Developing Children: Temporal Aspects", *Journal of Speech Language and Hearing Research*, Vol. 43, No. 3, 2000, pp. 609-620.

② Marcell M. M., Weeks S. L., "Short-Term Memory Difficulties and Down's Syndrome", *Journal of Intellectual Disability Research*, Vol. 32, No. 2, 1988, pp. 153-162.

③ Jarrold C., Baddeley A. D., Phillips C. E., "Verbal Short-Term Memory in Down Syndrome: A Problem of Memory, Audition, or Speech?", *Journal of Speech Language & Hearing Research*, Vol. 45, No. 3, 2002, pp. 531-544.

④ Jarrold C., Baddeley A. D., Hewes A. K., "Verbal Short-Term Memory Deficits in Down Syndrome: A Consequence of Problems in Rehearsal?", *Journal of Child Psychology and Psychiatry*, Vol. 41, No. 2, 2000, pp. 233-244.

⑤ Jarrold C., Baddeley A. D., Phillips C. E., "Verbal Short-Term Memory in Down Syndrome: A Problem of Memory, Audition, or Speech?", *Journal of Speech Language and Hearing Research*, Vol. 45, No. 3, 2002, pp. 531-544.

⑥ 杨治良：《记忆心理学》（第三版），华东师范大学出版社 2012 年版，第 63—64 页。

了唐氏综合征儿童与普通儿童的信息遗忘速率，结果显示两组儿童的遗忘速率并无显著差异。[①] 上述研究说明，唐氏综合征儿童语音环路系统的主要缺陷表现在被动存储功能上。对唐氏综合征儿童中央执行系统功能的研究表明，唐氏综合征儿童的中央执行系统功能存在异常。[②] 言语信息的存储和提取需要中央执行系统的参与。因此，唐氏综合征儿童的言语短时记忆缺陷也可能与中央执行系统功能异常有关。

五　研究结论与建议

本节采用差值分析的统计方法，探究了唐氏综合征儿童的语音识别能力与项目短时记忆和顺序短时记忆的关系。通过本节内容可知：（1）唐氏综合征儿童的语音识别能力不是导致其项目短时记忆差的主要原因；（2）唐氏综合征儿童的语音识别能力不是导致其顺序短时记忆差的主要原因。未来可能要借助新的研究范式或理论模型，来解释唐氏综合征儿童语音环路系统和中央执行系统功能缺陷的性质及对其言语短时记忆的具体影响。

第三节　唐氏综合征儿童语音不同加工阶段
对词汇理解能力的影响研究

一　研究目的与假设

通过上两节内容可知，唐氏综合征儿童的听力是影响其语音识别能力的因素；但唐氏综合征儿童的语音识别能力不是导致其言语短时记忆差的主要原因。基于此，在探究语音不同加工阶段的能力对词汇理解能力的影响时，我们将具有听力障碍的被试排除，以对此影响因素加以控制。

因此，本节内容将语音识别能力、项目短时记忆和顺序短时记忆作为自变量，来探讨上述因素对唐氏综合征儿童词汇理解能力的影响。

---

① Purser H. R. M., Jarrold C., "Impaired Verbal Short-Term Memory in Down Syndrome Reflects a Capacity Limitation Rather than Atypically Rapid Forgetting", *Journal of Experimental Child Psychology*, Vol. 91, No. 1, 2005, pp. 1-23.

② Lanfranchi S., Baddeley A., Gathercole S., et al., "Working Memory in Down Syndrome: Is There a Dual Task Deficit?", *Journal of Intellectual Disability Research*, Vol. 56, No. 2, 2011, pp. 157-166.

二 研究方法及过程

（一）研究对象

同唐氏综合征儿童言语短时记忆的特征研究中的研究对象一致。

（二）研究工具

同唐氏综合征儿童言语短时记忆的特征研究中的研究对象一致。

（三）实验设计

通过相关研究，分析两组儿童的词汇理解能力与语音识别能力、项目短时记忆、顺序短时记忆和生理年龄之间的相关性。

贾罗尔德等通过回归分析研究了 22 名唐氏综合征儿童的言语短时记忆和语音意识对新词学习的影响。[①] 马耶鲁斯等通过贝叶斯线性回归分析（Bayesian Regression Analysis）研究了 47 名唐氏综合征儿童的顺序短时记忆、视觉—空间短时记忆（Visuo-spatial short-term memory）和非言语智力等因素对词汇理解能力的影响。[②] 本研究中的被试数量为 30 名，介于上述两个研究中被试数量之间，因此也通过回归分析，分析两组儿童的语音识别能力、项目短时记忆、顺序短时记忆和生理年龄对其词汇理解能力的影响及预测作用。

（四）实验过程

词汇理解能力测试和比内智力测试的实验过程同唐氏综合征儿童词汇理解能力的特征研究；语音识别能力的实验过程同唐氏综合征儿童语音识别能力的特征研究；项目短时记忆和顺序短时记忆的实验过程同唐氏综合征儿童言语短时记忆的特征研究。

（五）计分方式

词汇理解能力和比内智力的计分方式同唐氏综合征儿童词汇理解能力的特征研究；语音识别能力计分方式同唐氏综合征儿童语音识别能力的特征研究；项目短时记忆和顺序短时记忆的记忆计分方式同唐氏综合征儿童言语短

① Jarrold C., Thorn A. S. C., Stephens E., "The Relationships among Verbal Short-Term Memory, Phonological Awareness, and New Word Learning: Evidence from Typical Development and Down Syndrome", *Journal of Experimental Child Psychology*, Vol. 102, No. 2, 2009, pp. 210-218.

② Majerus S., Barisnikov K., "Verbal Short-term Memory Shows a Specific Association with Receptive but not Productive Vocabulary Measures in Down Syndrome", *Journal of Intellectual Disability Research*, Vol. 62, No. 1, 2018, pp. 10-20.

时记忆的特征研究。

（六）数据处理与分析

采用 Excel2013 和 SPSS16.0 软件进行数据的处理与分析。

三 研究结果

（一）儿童在不同任务中成绩的描述性统计结果

两组儿童在 PPVT-R、语音识别能力测验、项目短时记忆和顺序短时记忆测验中成绩的描述性统计结果如表4-3-1所示。

表 4-3-1 　　　　　　　　儿童在不同任务中成绩的描述性统计结果

	任务类型	M	SD
唐氏儿童（$N=30$）	PPVT-R（分）	60.53	22.47
	语音识别能力（%）	86.36	6.02
	项目短时记忆（%）	67.96	7.38
	顺序短时记忆（%）	73.89	12.39
普通儿童（$N=30$）	PPVT-R（分）	66.03	21.59
	语音识别能力（%）	94.47	2.88
	项目短时记忆（%）	82.59	7.7
	顺序短时记忆（%）	85.28	10.48

由表4-3-1可知，唐氏综合征儿童在 PPVT-R、语音识别能力测验、项目短时记忆和顺序短时记忆测验中的成绩均低于普通儿童。

（二）相关分析

1. 唐氏综合征儿童在不同任务中得分的相关分析

利用 SPSS16.0 统计软件中的皮尔逊相关分析（Pearson Correlation）对唐氏综合征儿童的 PPVT-R、语音识别能力、项目短时记忆、顺序短时记忆的成绩和生理年龄进行相关分析。唐氏综合征儿童在上述任务中的相关程度如表4-3-2所示。

表 4-3-2 　　　　　唐氏综合征儿童在不同任务中成绩的相关分析

	语音识别能力	项目短时记忆	顺序短时记忆	年龄
PPVT-R	0.686 ***	0.704 ***	0.761 ***	0.267
语音识别能力	—	0.496 **	0.603 ***	0.1

续表

	语音识别能力	项目短时记忆	顺序短时记忆	年龄
项目短时记忆		—	0.809 ***	0.262
顺序短时记忆			—	0.176

由表 4-3-2 可知，唐氏综合征儿童的 PPVT-R 成绩与语音识别正确率存在中度相关（$r=0.686$，$p<0.001$）；与项目短时记忆正确率存在中度相关（$r=0.704$，$p<0.001$）；与顺序短时记忆正确率存在中度相关（$r=0.761$，$p<0.001$）；与年龄不相关（$p>0.05$）。

2. 普通儿童在不同任务中得分的相关分析

利用 SPSS16.0 统计软件中的皮尔逊相关分析对普通儿童的 PPVT-R、语音识别能力、项目短时记忆、顺序短时记忆的成绩和生理年龄进行相关分析。普通儿童在上述任务中的相关程度如表 4-3-3 所示。

表 4-3-3　　　　　　普通儿童在不同任务中成绩的相关分析

	语音识别能力	项目短时记忆	顺序短时记忆	生理年龄
PPVT-R	0.518 **	0.675 ***	0.792 ***	0.748 ***
语音识别能力	—	0.399 *	0.557 **	0.626 ***
项目短时记忆		—	0.722 ***	0.464 **
顺序短时记忆			—	0.611 ***

由表 4-3-3 可知，普通儿童的 PPVT-R 成绩与项目短时记忆正确率存在中度相关（$r=0.675$，$p<0.001$）；与顺序短时记忆正确率存在中度相关（$r=0.792$，$p<0.001$）；与年龄存在中度相关（$r=0.748$，$p<0.001$）；与语音识别正确率存在低度相关（$r=0.518$，$p<0.001$）。

（三）回归分析

1. 唐氏综合征儿童语音不同加工阶段对词汇理解能力影响的回归分析

为探讨唐氏综合征儿童语音不同加工阶段对词汇理解能力的影响及预测效果，以唐氏综合征儿童的语音识别正确率、项目短时记忆正确率、顺序短时记忆正确率和年龄为自变量，以儿童的 PPVT-R 成绩为因变量，利用 SPSS16.0 统计软件中多元回归分析中的逐步回归分析（Stepwise

Regression）对上述变量进行分析。[1] 分析结果显示，该模型引入的自变量为顺序短时记忆和语音识别，剔除的自变量为年龄和项目短时记忆。该模型的拟合情况如表 4-3-4 所示。

表 4-3-4　　　　唐氏综合征儿童语音不同加工阶段对词汇理解
能力影响的回归分析的模型拟合情况

	R	R^2	R^2_{adj}	DW	F	p
模型	0.813	0.66	0.635	1.803	26.338	0.000***

注：R 为复相关系数；R^2 为判定系数；R^2_{adj} 为调整的决定系数；DW 为检验统计量，下同。

由表 4-3-4 可知，唐氏综合征儿童的顺序短时记忆和语音识别能力与词汇理解能力存在极其显著的回归效应（$F=26.338$，$p<0.001$），这说明用顺序短时记忆和语音识别能力来解释唐氏综合征儿童的词汇理解能力是有意义的。

该模型的复相关系数 $R=0.813$，判定系数 $R^2=0.66$，调整判定系数 $R^2_{adj}=0.635$，说明唐氏综合征儿童的项目短时记忆和语音识别能力可以解释其词汇理解能力的 63.5% 的变差。检验统计量 $DW=1.803$，说明残差独立。

唐氏综合征儿童的顺序短时记忆和语音识别能力对词汇理解能力影响的回归分析如表 4-3-5 所示。

表 4-3-5　　　　唐氏综合征儿童的顺序短时记忆和语音识别
能力对词汇理解能力影响的回归分析

	$Beta$	t	p	VIF
顺序短时记忆	0.546	3.881	0.001**	1.573
语音识别能力	0.357	2.536	0.017*	1.573

注：Beta 为标准化回归系数；VIF 为方差膨胀因子，下同。

从表 4-3-5 可知，唐氏综合征儿童的顺序短时记忆对其词汇理解能力有极显著影响（$t=3.881$，$p<0.01$）；唐氏综合征儿童的语音识别能力对其

---

[1]　逐步回归的基本思想是将变量逐个引入模型，每引入一个解释变量后都要进行 F 检验，并对已经选入的解释变量逐个进行 t 检验，当原来引入的解释变量由于后面解释变量的引入变得不再显著时，则将其删除，以确保每次引入新的变量之前回归方程中只包含显著性变量。这是一个反复的过程，直到既没有显著的解释变量选入回归方程，也没有不显著的解释变量从回归方程中剔除为止，以保证最后所得到的解释变量集是最优的。

词汇理解能力有显著影响（$t = 2.536$，$p < 0.05$）。顺序短时记忆的 *Beta* 值为 0.546，语音识别能力的 *Beta* 值为 0.357，这说明唐氏综合征儿童的顺序短时记忆对其词汇理解能力的影响较大，预测效果更好。*VIF* 为 1.537，说明变量间的多重共线性不明显。

　　该模型的常数为-127.69，令 X_1 表示唐氏综合征儿童的顺序短时记忆正确率，X_2 表示唐氏综合征儿童语音识别能力的正确率，Y 为唐氏综合征儿童词汇理解能力的成绩，根据模型建立的多元线性回归方程为：$Y = -127.69 + 0.546X_1 + 0.357X_2$。

　　唐氏综合征儿童的顺序短时记忆和语音识别能力对词汇理解能力影响的回归模型标准化误差直方图如图 4-3-1 所示。

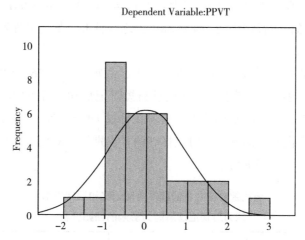

图 4-3-1　唐氏综合征儿童的顺序短时记忆和语音识别能力对词汇理解能力影响的回归模型标准化误差直方图

　　由图 4-3-1 可知，唐氏综合征儿童的顺序短时记忆和语音识别能力对词汇理解能力影响的回归模型的标准化误差基本呈正态分布。

　　以唐氏综合征儿童的顺序短时记忆正确率和语音识别正确率为 X 轴，以唐氏综合征儿童词汇理解能力的成绩为 Y 轴，绘制唐氏综合征儿童的顺序短时记忆和语音识别能力对词汇理解能力影响的回归模型的散点图，如图 4-3-2 所示。

　　由图 4-3-2 可知，唐氏综合征儿童的顺序短时记忆和语音识别能力与词汇理解能力基本呈线性趋势。

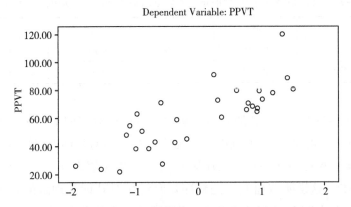

图 4-3-2　唐氏综合征儿童的顺序短时记忆和语音识别能力
对词汇理解能力影响的回归模型的散点图

2. 普通儿童语音不同加工阶段对词汇理解能力影响的回归分析

　　为探讨普通儿童语音不同加工阶段对词汇理解能力的影响及预测效果，以普通儿童的语音识别正确率、项目短时记忆正确率、顺序短时记忆正确率和年龄为自变量，以儿童的 PPVT-R 成绩为因变量，利用 SPSS16.0 统计软件中多元回归分析中的逐步回归分析对上述变量进行分析。分析结果显示，该模型引入的自变量为顺序短时记忆和年龄，剔除的自变量为语音识别和项目短时记忆。该模型的拟合情况如表 4-3-6 所示。

表 4-3-6　　　　普通儿童语音不同加工阶段对词汇理解能力
影响的回归分析的模型拟合情况

	R	R^2	R_{adj}^2	DW	F	p
模型	0.86	0.739	0.720	2.167	38.276	0.000 ***

　　由表 4-3-6 可知，普通儿童的顺序短时记忆和年龄与词汇理解能力存在极其显著的回归效应（$F = 38.276$，p<0.001），这说明用顺序短时记忆和年龄来解释普通儿童的词汇理解能力是有意义的。

　　该模型的复相关系数 $R = 0.86$，判定系数 $R^2 = 0.739$，调整判定系数 $R_{adj}^2 = 0.720$，说明普通儿童的项目短时记忆和年龄可以解释其词汇理解能力的 72% 的变差。检验统计量 $DW = 2.167$，说明残差独立。

　　普通儿童的顺序短时记忆和年龄对词汇理解能力影响的回归分析如表 4-3-7 所示。

表 4-3-7　　普通儿童的顺序短时记忆和年龄对词汇理解能力影响的回归分析

	Beta	t	p	VIF
顺序短时记忆	0.535	4.306	0.000***	1.597
年龄	0.422	3.394	0.02*	1.597

从表 4-3-7 可知, 普通儿童的顺序短时记忆对其词汇理解能力有极其显著影响 ($t=4.306$, $p<0.001$); 普通儿童的年龄对其词汇理解能力有显著影响 ($t=3.394$, $p<0.05$)。顺序短时记忆的 *Beta* 值为 0.535, 年龄的 *Beta* 值为 0.422, 这说明普通儿童的顺序短时记忆对其词汇理解能力的影响较大, 预测效果更好。*VIF* 为 1.597, 说明变量间的多重共线性不明显。

该模型的常数为-78.26, 令 X_1 表示普通儿童的顺序短时记忆正确率, X_2 表示普通儿童的年龄, Y 为普通儿童词汇理解能力的成绩, 根据模型建立的多元线性回归方程为: $Y=-78.26+0.535X_1+0.422X_2$。

普通儿童的顺序短时记忆和年龄对词汇理解能力影响的回归模型标准化误差直方图如图 4-3-3 所示。由图 4-3-3 可知, 普通儿童的顺序短时记忆和年龄对词汇理解能力影响的回归模型的标准化误差基本呈正态分布。

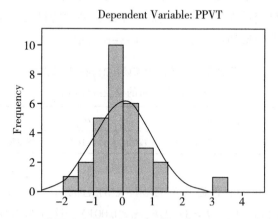

图 4-3-3　　普通儿童的顺序短时记忆和年龄对词汇理解能力
影响的回归模型标准化误差直方图

以普通儿童的顺序短时记忆正确率和年龄为 X 轴, 以普通儿童词汇理解能力的成绩为 Y 轴, 绘制普通儿童的顺序短时记忆和年龄对词汇理解能力影响的回归模型的散点图, 如图 4-3-4 所示。

由图 4-3-4 可知, 普通儿童的顺序短时记忆和年龄与词汇理解能力基

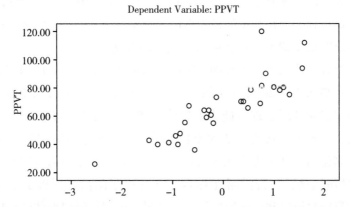

图 4-3-4　普通儿童的顺序短时记忆和年龄对词汇理解能力影响的回归模型的散点图

本呈线性趋势。这说明普通儿童的顺序短时记忆和年龄对词汇理解能力的影响和预测作用最大。

四　讨论

（一）唐氏综合征儿童语音加工不同阶段对词汇理解能力的影响

本节通过多元线性回归分析了唐氏综合征儿童的语音识别能力、项目短时记忆和顺序短时记忆对词汇理解能力的影响及预测作用，结果显示唐氏综合征儿童的顺序短时记忆和语音识别能力对词汇理解能力具有显著影响。贾罗尔德等在研究唐氏综合征儿童的言语短期记忆时控制了被试的语音识别能力，结果表明唐氏综合征儿童的语音识别能力与词汇理解能力显著相关。[1] 马耶鲁斯等通过顺序重建任务研究了唐氏综合征儿童的顺序短时记忆与词汇理解能力的关系。结果表明，唐氏综合征儿童的顺序短时记忆与其词汇理解能力显著相关。[2] 本研究结果与上述两个研究结果基本一致。

研究结果显示唐氏综合征儿童的顺序短时记忆比语音识别能力对词汇理解能力的预测作用大。"语音回路"理论认为，语音回路是个体进行词汇学习的装置，言语短时记忆在语言的获得和加工中发挥着重要作用，对长时记

---

① Jarrold C., Baddeley A. D., "Short-Term Memory for Verbal and Visuo-Spatial Information in Down's Syndrome", *Cognitive Neuropsychiatry*, 1997, pp.101-122.

② Majerus S., Barisnikov K., "Verbal Short-Term Memory Shows a Specific Association with Receptive but not Productive Vocabulary Measures in Down Syndrome", *Journal of Intellectual Disability Research*, Vol.62, No.1, 2018, pp.10-20.

忆中语音表征的形成有重要影响。① 在言语短时记忆中，新单词的语音表征被暂时存储得越好，在长期记忆中对同一个单词建立新的语音表征的速度就越快。本研究也支持了"语音回路"假说的观点。

唐氏综合征儿童语音不同加工阶段对词汇理解能力影响的回归分析的模型拟排除年龄和项目短时记忆两个自变量，这说明唐氏综合征儿童的年龄和项目短时记忆对其词汇理解能力的影响和预测作用是不显著的。勒克莱尔（Leclercq）等研究了普通儿童的项目短时记忆和顺序短时记忆对词汇能力发展的预测作用，结果表明儿童的顺序短时记忆对词汇能力发展的预测作用大于项目短时记忆。② 特雷西（Trecy）等比较了阅读障碍青少年和普通青少年的项目短时记忆和顺序短时记忆，结果显示阅读障碍群体的顺序短时记忆显著低于普通群体，但两个群体的项目短时记忆无显著差异。③ 上述研究都表明，与项目短时记忆比，顺序短时记忆对词汇的理解和预测作用是更大的。之所以顺序短时记忆对唐氏综合征儿童的词汇理解和新词学习产生的影响和预测作用更大，是因为顺序短时记忆和语音表征的顺序激活有关，语音表征的顺序激活有助于词汇进入长时系统。④

（二）唐氏综合征儿童和普通儿童影响词汇理解能力主要因素的比较

唐氏综合征儿童和普通儿童的语音不同加工阶段对词汇理解能力的影响结果均表明，被试的顺序短时记忆对儿童的词汇理解能力的影响和预测效果最大，这说明唐氏综合征儿童的言语短时记忆与词汇理解能力的关系表现出与普通儿童相似的特征。劳斯等纵向研究了唐氏综合征儿童与普通儿童的言语短时记忆与词汇理解能力的关系，得到与本研究一致的结论。⑤

---

① Baddeley A. D., Gathercole S. E., Papagno C., "The Phonological Loop as a Language Learning Device", *Psychological Review*, Vol. 105, No. 1, 1998, pp. 173-2580.

② Leclercq A. L., Majerus S., "Serial-Order Short-Term Memory Predicts Vocabulary Development: Evidence from a Longitudinal Study", *Developmental Psychology*, Vol. 46, No. 2, 2010, pp. 417-427.

③ Trecy M. P., Steve M, Martine P., "Impaired Short-Term Memory for order in Adults with Dyslexia", *Research in Developmental Disabilities*, Vol. 34, No. 7, 2013, pp. 2211-2223.

④ Gupta P., "Examining the Relationship between Word Learning, Nonword Repetition, and Immediate Serial Recall in Adults", *The Quarterly Journal of Experimental Psychology A*, Vol. 56, No. 7, 2003, pp. 1213-1236.

⑤ Laws G., Gunn D., "Phonological Memory as a Predictor of Language Comprehension in Down Syndrome: A Five-Year Follow-up Study", *Journal of Child Psychology and Psychiatry*, Vol. 45, No., 2004, pp. 326-337.

虽然影响两组儿童词汇理解能力的第一个因素相同，但在第二个影响因素上，两组儿童存在以下不同：对唐氏综合征儿童而言，影响其词汇理解的第二个因素是语音识别能力；对普通儿童而言，影响其词汇理解的第二个因素是生理年龄。造成上述现象的可能原因如下：（1）本研究中唐氏综合征儿童和普通儿童语音识别的正确率分别为 86.36 ± 6.02（%）和 94.47 ± 2.88（%），普通儿童语音识别的正确率基本达到满分，这说明本研究中普通儿童的语音识别能力已经发展成熟，而词汇理解能力还继续发展，因此语音识别能力不是影响普通儿童词汇理解能力的第二个因素。而唐氏综合征儿童的语音识别能力存在一定障碍，儿童的词汇理解能力需要以语音识别能力为基础，因此语音识别能力是影响唐氏综合征儿童词汇理解能力的第二个因素。(2) 唐氏综合征儿童均伴有不同程度的智力障碍，这一群体的生理年龄和心理年龄没有线性关系；而普通儿童的心理年龄随着生理年龄的发展而发展，因此普通儿童的生理年龄成为影响和预测其词汇理解能力的第二个因素。

五　研究结论与建议

本节通过回归分析的方法，探究了唐氏综合征儿童和普通儿童的语音识别能力、项目短时记忆、顺序短时记忆和年龄对词汇理解能力的影响和预测作用。结果表明：（1）唐氏综合征儿童变量之间建立的多元线性回归方程为：$Y = -127.69 + 0.546X_1 + 0.357X_2$，其中 X_1 表示唐氏综合征儿童的顺序短时记忆正确率，X_2 表示唐氏综合征儿童语音识别能力的正确率，Y 为唐氏综合征儿童词汇理解能力的成绩。（2）普通儿童变量之间建立的多元线性回归方程为：$Y = -78.26 + 0.535X_1 + 0.422X_2$，其中 X_1 表示普通儿童的顺序短时记忆正确率，X_2 表示普通儿童的年龄，Y 为普通儿童词汇理解能力的成绩。这说明顺序短时记忆和语音识别能力是影响唐氏综合征儿童词汇理解能力的主要因素；顺序短时记忆和年龄是影响普通儿童词汇理解能力的主要因素。研究结果给我们如下启示；（1）在唐氏综合征儿童词汇能力的干预中，我们不仅要关注词汇能力本身，也需要关注儿童的语音识别能力和言语短时记忆。(2) 对于语音识别能力和言语短时记忆存在明显障碍的唐氏综合征儿童，应先进行语音识别能力和言语短时记忆的干预，再进行词汇能力的干预。

第五章

基于语音加工支持的唐氏综合征儿童
词汇理解能力的干预研究

第四章研究表明，唐氏综合征的语音识别能力和顺序短时记忆是影响词汇理解能力的主要因素。基于此，我们提出在唐氏综合征儿童词汇理解干预中，应构建"语音识别、短时记忆和词汇理解"相结合的综合干预模式。这一模式的构建过程如何？与传统单一的词汇理解能力干预相比，这一综合的干预模式是否能更大程度上提升唐氏综合征儿童词汇理解能力的干预效果？为回答上述问题，本章设置了以下两节内容：

第一节详细论述了基于语音加工支持的唐氏综合征儿童词汇理解能力干预模式的构建过程；第二节以两组唐氏综合征儿童为研究对象，对比了不同干预模式下唐氏综合征儿童词汇理解能力的干预效果。

第一节　基于语音加工支持的词汇理解
能力干预模式的构建

一　初步构建干预模式

（一）干预内容及内容难度层级的制定

1. 干预内容及内容难度层级的初步制定

实验 5 中的被试主要是特殊教育学校中高年级（4—9 年级）的唐氏综合征儿童。因此，本章节的干预对象也主要选择中高年级的唐氏儿童。干预内容的选择应该基于儿童目前的词汇能力，并且能为集体教学内容提供补充和扩展。基于此，干预内容主要来源于培智学校中高年级"生活语文"课程中的相关词汇及《听障儿童听觉口语示范教材》中提供的中级词汇。本研究中唐氏综合征儿童的语言能力与 3—6 岁普通儿童的语言能力一致，而对 3—6 岁普通儿童的研究表明，这一年龄阶段的儿童使用频率最高的三类实词是名词、动词和形容词，共占实词使用总量的 90% 左右。[1][2] 因此，本部分干预内容也主要选择名词、动词和形容词这三类词汇。

经与两名研究生和一名培智学校"生活语文"课程的任课老师讨论，初步制定了 12 节小组课程的干预内容。根据词汇的所属类别，将词汇分成水果类、身体部位类、动物类、植物类、交通类、日常生活类、动词类 1、动词类 2、形容词类 1、形容词类 2、时间类和季节类。在难度层级上，将 12 节课程内容按照由易到难进行了初步排序。课程内容及难度层级安排如表 5-1-1 所示。

表 5-1-1　　　　核心词汇干预内容及难度层级安排（初）

序号	类别	内容
1	水果类	草莓、金桔、柠檬、葡萄、水果
2	身体部位类	鼻孔、胳膊、肩膀、膝盖、背、肚子、身体部位
3	动物类	熊猫、奶牛、狮子、袋鼠、动物
4	植物类	花朵、树叶、树干、树枝、植物
5	交通类	火车、公路、铁轨、斑马线、交通工具
6	日常用品类	针、线、缝补、信封、邮票、日常用品
7	动词类 1	叠、搓、涂、掰、上楼、下楼
8	动词类 2	翻、划、粘、浮、沉
9	形容词类 1	硬、软、新、旧、快、慢、远、近
10	形容词类 2	心形、圆形、正方形、长方形、灰色、棕色
11	时间类	上午、下午、晚上、昨天、今天、明天
12	季节类	春、夏、秋、冬、雪人、鞭炮、季节

2. 干预内容及内容难度层级的最终确立

将表 5-1-1 中的内容与 6 名特殊教育学校培智部中高年级"生活语文"课程的任课老师进行讨论。让老师判断已有词汇是否适用于中高年级的唐氏综合征儿童教学；根据教学情况适量增加认为需要干预的内容；判断上述内容前后安排的难度是否合适。

---

① 朱海琳主编：《学前儿童语言教育》，科学出版社 2009 年版，第 32—35 页。
② 盛玉麒：《基于语料库的儿童语言理解常模词表研究》，《中国听力语言康复科学杂志》2010 年第 1 期。

　　干预内容的确定方式如下：（1）如果有 4 名及以上的教师判断某个词汇为"删除"，则删除这一内容；反之则保留。（2）对老师认为需要增加的教学内容重新整理，再让其余老师判断这一词汇是否需要增加。如果其余 5 名老师中有 2 名及以上认为可以增加，则将其作为干预内容。难度层级排序的确定方式如下：如果有 4 名及以上的教师判断某一节课程内容的位置需要调整，则根据老师们的意见进行上调或下调。最终版核心词汇干预内容及难度层级安排如表 5-1-2 所示。

表 5-1-2　　　　核心词汇干预内容及难度层级安排（终）

	类别	内容
1	水果类	金桔、柠檬、葡萄、哈密瓜、水果
2	身体部位类	鼻孔、胳膊、肩膀、膝盖、背、肚子
3	动物类	熊猫、奶牛、狮子、袋鼠、动物
4	植物类	花朵、树叶、树干、树枝、植物
5	交通类	火车、公路、铁轨、人行道、斑马线、交通工具
6	日常用品类	针、线、缝补、信封、邮票
7	动词类 1	叠、搓、涂、掰、上楼、下楼
8	动词类 2	翻、划、粘、浮、沉
9	形容词类 1	硬、软、新、旧、快、慢、远、近
10	形容词类 2	心形、圆形、正方形、长方形、灰色、棕色
11	时间类	太阳、月亮、上午、下午、晚上
12	季节类	春、夏、秋、冬、雪人、鞭炮、季节

　　与表 5-1-1 相比，表 5-1-2 在内容上有如下调整：（1）水果类中删除了的"草莓"，增加了"哈密瓜"；（2）身体部位类中删除了"身体部位"；（3）交通类中增加了"人行道"；（4）时间类中删除了"昨天、今天、明天"，增加了"太阳、月亮"。老师们均认为难度层级排序合理，因此，保持与第一次一致的难度层级安排。

　　（二）干预策略的制定

　　1. 唐氏综合征儿童词汇理解能力的干预策略

　　本研究中的干预内容包括名词、动词和形容词词汇。上述三类词汇的训练流程主要是"学一学—认一认"。由于名词、动词和形容词词类不同，在具体干预过程中，在干预策略的制定和干预方法的使用上也有所不同。

在名词的干预过程中，教师首先通过实物、彩色图片、黑白图片和简笔画等形式展示这一词汇对应内容的外部特征和内部结构，并在此基础上对这一词汇的功能及类型进行讲解。然后让儿童在多个词汇中（根据需要设置干扰项的数量）将目标词汇指认出来。

在动词的干预过程中，教师首先通过动画、图片、动作模仿等形式展示这一词汇对应的内容，然后让儿童在多个词汇中（根据需要设置干扰项的数量）将目标词汇指认出来，或者让儿童根据教师的指令模仿这一词汇对应的动作。

形容词大都以成对的形式出现（如高和矮），因此在形容词的干预过程中，教师首先通过彩色图片、黑白图片和简笔画等形式展示这一对词汇对应的内容。然后让儿童在多个词汇中（根据需要设置干扰项的数量）将目标词汇指认出来。

2. 唐氏综合征儿童言语短时记忆的干预策略

目前，经过实验论证的可以有效提升唐氏综合征儿童言语短时记忆的干预方法有音乐治疗干预[1]、视觉空间支持策略干预和复述策略干预。[2] 由于复述策略具有简单易操作、适用对象广泛和干预效果保持良好等特点，被广泛地应用于儿童短时记忆的干预中。

安尼克（Annick）等通过出生累计的复述策略干预了 12 名唐氏综合征儿童的短时记忆。出生累计的复述策略是指研究者每次通过视觉或听觉向被试呈现一个项目，当被试接收一个新项目时，研究者要求被试从头开始出声重复整个项目单。安尼克等通过此策略干预了 12 名唐氏综合征儿童的短时记忆。在这一干预中，目标刺激的给与方式从视听双通道逐渐过渡到单一的听觉通道。经过八周（每周半小时）的干预，唐氏综合征儿童的言语短时记忆有了显著提升。另外，安尼克等在干预结束后的第六周

---

① Mizuno E., Osugi N., Sakuma H., "Effect of Long-Term Music Training on Verbal Short Term Memory of Individuals with Down Syndrome", *Journal of Special Education Research*, Vol. 2, No. 1, 2013, pp. 35-41.

② Duarte C. P., Covre P., Braga A. C., et al., "Visuospatial Support for Verbal Short Term Memory in Individuals with Down Syndrome", *Research in Developmental Disabilities*, Vol. 32, No. 5, 2011, pp. 1918-1923. Conners F. A., Rosenquist C. J., Arnett L., et al., "Improving Memory Span in Children with Down Syndrome", *Journal of Intellectual Disability Research*, Vol. 52, No. 3, 2008, pp. 244-255.

和第六个月重新测验了被试的言语短时记忆，结果表明与干预结束后的第一次成绩比，被试第二次言语短时记忆成绩有所下降，但这两次成绩仍好于干预前的成绩。[①] 沈玫通过复述策略干预了汉语体系下唐氏综合征儿童的短时记忆，结果表明复述策略有助于唐氏综合征儿童言语短时记忆的提高。[②]

3. 唐氏综合征儿童语音识别能力的干预策略

常用的语音识别能力干预方法有多图强化法、连续选择法和特征解释法等。[③] 多图强化法是通过使用具有同一组意义的多套图片，让儿童多次进行声音与图片的匹配，从而达到强化训练的效果，并为儿童词汇理解奠定基础的一种方法。连续选择法是指教师在清晰地告诉儿童每一个图片或模型所对应的声音基础上，连续给两个及以上的目标词，让儿童进行选择的一种方法。特征解释法主要是指教师让儿童观看图片（舌位图、音位的声学图谱等）和教师发音动作示范等内容，并对音位的发音特点进行解释，通过视听双通道让儿童感知不同语音的发音差异，并在此基础上将两个语音进行区别的一种干预策略。

4. 基于语音加工支持的词汇理解能力综合干预策略

上述三种策略分别是针对儿童词汇理解短时记忆和语音识别能力的干预而使用的。基于上述策略的特点及儿童词汇理解能力的干预目标，我们可以建立一种基于语音加工支持的词汇理解能力综合干预策略——连续指认干预策略。这一干预策略是指在儿童词汇理解和短时记忆等能力干预的基础上，通过连续指认的形式将儿童的"语音识别、短时记忆和词汇理解"的能力结合起来进行提升的一种策略。

具体说来，教师说出两个及以上目标词，让儿童根据目标词内容正确指认出语音信息对应的图片。儿童正确指认多个目标词的前提是能正确识别目标词的语音信息、能将目标词的语音信息保持在短时记忆，能正确匹配目标词的语音信息与图片信息。

---

① Annick C., "Working Memory in Down Syndrome: Training the Rehearsal Strategy", *Down Syndrome Research and Practice*, Vol. 2, No. 3, 1994, pp. 123—126.

② 沈玫：《唐氏综合征儿童短时记忆的复述策略干预研究》，硕士学位论文，华东师范大学，2007 年。

③ 刘巧云：《听觉康复的原理与方法》，华东师范大学出版社 2011 年版，第 69—82 页。

（三）干预模式的构建

唐氏综合征的语音识别能力和顺序短时记忆是影响词汇理解能力的主要因素。因此，在唐氏综合征儿童词汇理解干预中，应构建"语音识别、短时记忆和词汇理解"相结合的综合干预模式。这一模式是指在唐氏综合征儿童词汇理解能力的干预中，不仅应关注词汇理解能力干预本身，也应以要干预的词汇为素材，对儿童的短时记忆进行干预。另外，在必要时应辅助一定的语音识别能力干预。这一模式下的干预流程如下：

首先，通过"学一学—认一认"进行词汇理解能力的干预。这是向学生教授词汇含义，并通过指认加深儿童对词汇理解的一个过程。在传统的词汇理解能力干预模式下，干预的主题是这一部分内容。

其次，以本节课要干预的词汇内容为材料，通过复述策略对儿童进行短时记忆的干预。因为本书中的词汇理解专指听觉词汇理解，因此，刺激的呈现方式为听觉通道。因为部分唐氏综合征儿童不能习得"出声累计"这一策略，对于这部分儿童我们通过单一的复述策略进行干预。以"动物类"干预内容为例对单一的复述策略的干预流程进行说明：教师先说"熊猫"，让儿童重复"熊猫"；教师说"熊猫、奶牛"，让儿童重复"熊猫、奶牛"；教师说"熊猫、奶牛、狮子"，让儿童重复"熊猫、奶牛、狮子"……出声累计的复述策略的干预流程如下：教师先说"熊猫"，让儿童重复"熊猫"；教师说"奶牛"，让儿童重复"熊猫、奶牛"；教师说"狮子"，让儿童重复"熊猫、奶牛、狮子"……

最后，通过连续指认的策略提升儿童对词汇的认识。以"动物类"内容为例，对这一干预策略进行说明。教师向儿童展示熊猫、奶牛、狮子和袋鼠的图片，然后教师说出目标词"熊猫、狮子"，儿童正确指认出熊猫和狮子对应的图片；教师说"熊猫、奶牛、狮子"，儿童正确指认出熊猫、奶牛和狮子对应的图片……儿童指认的顺序必须和教师目标词的顺序一致才算正确。

二　设计干预流程

（一）课程安排

结合上文中的干预内容、干预策略及干预模式，并与专家进行讨论，决定将唐氏综合征儿童词汇理解能力的干预按照次序分为12次课程。表5-1-2中每一类别即为一个课时的干预内容。因为特殊教育学校个别化干预和小

组干预的时间为 40—50 分钟，决定将词汇理解能力每次的干预时间设定为
45 分钟。

唐氏综合征儿童词汇理解能力干预的具体时间为周一到周四每天干预一
次，每次 45 分钟。整个干预周期为 3 周。

(二) 设计干预课件

根据干预内容和课程安排，共设计了 12 个课时的干预课件，每一课时
使用一个课件。12 个课件的基本框架大致相同，均包括 "学一学" 和 "认
一认" 两个干预阶段。

1. "学一学"

"学一学" 是指教师通过实物、彩色图片、简笔画和动画等形式展示这
一词汇的外部特征、内部结构和动作等特点，并在此基础上对这一词汇的功
能、特征和类型进行讲解的过程。如：在名词 "狮子" 的教授过程，教师
先向学生展示多张不同的狮子的图片，边展示边告诉学生 "这是狮子"。在
学生对狮子有一定的印象后，通过 "狮子住在森林里" 和 "狮子是森林之
王" 等语句向儿童解释 "狮子" 的特点。

为增加唐氏综合征儿童词汇理解的深度，提升唐氏综合征儿童的泛化能
力，本部分所有的名词词汇均通过四张不同的图片展示，其中两张为照片形
式，一张为卡通形式，一张为简笔画形式；动词词汇尽可能通过图片、动画
和动作模仿相结合的方式进行讲解；形容词词汇通过将两张图片进行对比的
形式进行讲解。以名词 "狮子" 的 "学一学" 部分的干预素材举例，如图
5-1-1 所示。

2. "认一认"

"认一认" 是指在 "学一学" 基础上，教师说出一个目标词，让学生根
据教师的目标词进行指认的过程。这个阶段的干预可以通过设置干扰项的个
数来调节难易程度。根据以往临床经验，将干扰项的数量设置为一个、两个
和三个。如图 5-1-2 所示，为 "四选一" 难度级别，即干扰项设置为三个
的干预素材。在这一干预阶段，教师要求儿童在几张图片中指认出某一目标
词 (如：狮子) 对应的图片，也可以要求儿童在几张图片中指认出某一句
子 (如：谁是森林之王?) 所指的图片。

教师通过不同形式的提问加深儿童对干预内容的理解。"认一认" 阶段
是对 "学一学" 阶段的巩固和提升，也是对 "学一学" 阶段教学成果的
检验。

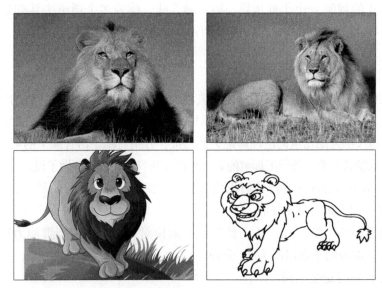

图 5-1-1 "学一学"部分的干预素材举例

（上左和上右是照片的形式；下左是卡通的形式；下右是简笔画的形式）

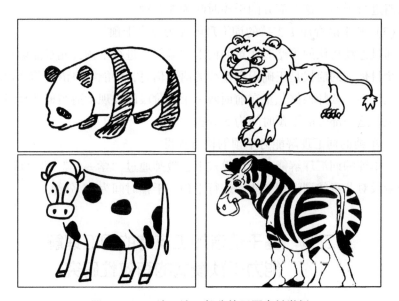

图 5-1-2 "认一认"部分的干预素材举例

（三）配备干预辅助教具

为干预配备了一些辅助的教具。教具的类型主要包括实物（如：柠檬、信封、邮票）和模型（如：火车、飞机）。通过实物、模型、动画和图片等多种形式的刺激，让儿童从视、听、触、味、嗅等多个通道去认知这一词汇，这样不仅能够增加教学的趣味性，也能加深学生对词汇的认识。

三　干预执行预设

在构建完干预模式和准备完干预流程的基础上，需要对每堂课程的实施进行预设。研究者在与专家、特殊教育学校"生活语文"课程老师讨论的基础上，并结合唐氏综合征儿童词汇理解能力的特征，分别对基于语音加工的词汇理解能力干预模式和单纯的词汇理解能力干预模式的具体执行环节做了设想。

1. 基于语音加工支持的唐氏综合征儿童词汇理解能力干预的执行预设

（1）词汇理解能力干预

通过"学一学"和"认一认"两个阶段对儿童的词汇理解能力进行干预。这一部分的干预时间为 35 分钟。

（2）短时记忆干预

通过复述策略对儿童的短时记忆进行干预。若儿童能习得出声累计的复述策略，则使用该策略进行干预；若儿童不能习得此策略，则通过单纯的复述策略进行干预。这一部分的干预时间为 5 分钟。

（3）基于语音加工支持的词汇理解能力综合干预

通过连续指认的策略对儿童的词汇理解能力进行干预，儿童能够连续指认多个目标词的前提是正确识别连续的语音信息，并能够将语音信息保持在短时记忆中。教师根据儿童在前面两个干预阶段的表现，适当地选择目标词的个数。这一部分的干预时间为 5 分钟。

2. 单纯的词汇理解能力干预的执行预设

在单纯的词汇理解能力干预模式下，教师通过"学一学"和"认一认"两个阶段对儿童的词汇理解能力进行干预。干预时间为 45 分钟。

第二节　基于语音加工支持的词汇理解能力干预模式的有效性研究

一　研究目的

在前面三部分研究结果基础上，本书提出在唐氏综合征儿童词汇理解能力的干预中，应构建基于语音加工支持的综合干预模式，即"语音识别、短时记忆和词汇理解能力相结合"的模式。本部分将对比这一干预模式和传统的单纯的词汇理解能力在干预模式下唐氏综合征儿童词汇理解能力的干预效果，以期研究结果可以更好地服务于唐氏综合征儿童词汇理解能力的干预。

二 研究方法

1. 被试

实验组为 6 名学龄段中高年级的唐氏综合征儿童，2 名女生，4 名男生；被试的平均年龄为 13.62±1.22 岁，最大年龄 15.08 岁，最小年龄 12 岁；被试的比内平均分数为 5±2.45 分，最大分数为 7 分，最小分数为 2 分；被试的 PPVT-R 平均分数为 35.5±18.24 分，最大分数为 63 分，最小分数为 13 分。实验组被试基本信息、干预前比内分数和 PPVT-R 分数如表 5-2-1 所示。

表 5-2-1　　　　　　　　实验组唐氏综合征儿童基本信息

序号	姓名	性别	年龄（岁）	比内（分）	PPVT-R（分）
1	吴××	女	15.08	2	13
2	吴××	女	12	2	22
3	姚××	男	14.83	7	27
4	王××	男	13.75	5	43
5	吴××	男	12.5	7	45
6	胡××	男	13.58	7	63

对照组为 6 名学龄段中高年级的唐氏综合征儿童，3 名女生，3 名男生；被试的平均年龄为 13.61±1.46 岁，最大年龄 15.42 岁，最小年龄 12.08 岁；被试的比内平均分数为 5.17±2.32 分，最大分数为 7 分，最小分数为 2 分；被试的 PPVT-R 平均分数为 34.5±19.15 分，最大分数为 66 分，最小分数为 12 分。实验组被试基本信息、干预前比内分数和 PPVT-R 分数如表 5-2-2 所示。

表 5-2-2　　　　　　　　对照组唐氏综合征儿童基本信息

序号	姓名	性别	年龄（岁）	比内（分）	PPVT-R（分）
1	张××	男	12.67	2	12
2	李××	男	12.25	3	23

续表

序号	姓名	性别	年龄（岁）	比内（分）	PPVT-R（分）
3	李××	女	14.25	5	24
4	吴××	女	12.08	6	39
5	汪××	男	15	8	43
6	陈××	女	15.42	7	66

本书中每组被试的数量均为 6 名，数量较少，因此采用非参检验的方法对被试的数量进行处理。另外，本研究中相同序号的实验组和对照组被试是以"两两配对"的形式出现的，因此在具体分析时，使用威尔科克森符号秩检验（Wilcoxon-signed-rank-test）（下同）。通过威尔科克森符号秩检验对实验组和对照组的生理年龄、干预前的比内分数和 PPVT-R 分数进行处理，结果如表 5-2-3 所示。

表 5-2-3　　　　　　　　实验组和对照组儿童干预前能力秩序检验

	实验组	对照组	负秩	正秩	结	p
年龄	13.62±1.22	13.6±1.46	3	3	0	0.917
比内	5±2.45	5.17±2.32	1	3	2	0.705
PPVT-R	35.5±18.24	34.5±19.15	4	2	0	0.343

由表 5-2-3 可知，两组被试的年龄无显著差异（$p>0.05$）；两组被试干预前的比内成绩无显著差异（$p>0.05$）；两组被试干预前的 PPVT-R 成绩无显著性差异（$p>0.05$）。

2. 实验设计

通过威尔科克森符号秩检验分别对实验组被试的 PPVT-R 前后测成绩进行比较；对照组被试的 PPVT-R 前后测成绩进行比较；对实验组和对照组干预后的 PPVT-R 成绩进行比较。

3. 实验过程

实验组被试在基于语音加工支持的词汇理解能力干预模式下进行干预，其中词汇理解能力干预 35 分钟，短时记忆干预 5 分钟，综合能力干预 5 分钟，每课时共干预 45 分钟。每周 4 次，干预 3 周，共 12 次。

对照组被试只进行单纯词汇理解能力干预，每课时干预 45 分钟。每周 4 次，干预 3 周，共 12 次。

4. 数据分析

采用 Excel2013 和 SPSS16.0 软件进行数据的处理与分析。

三　研究结果

（一）基于语音加工支持词汇理解能力干预模式的有效性

实验组唐氏综合征儿童干预前后 PPVT-R 成绩如表 5-2-4 所示。

表 5-2-4　　　　实验组唐氏综合征儿童干预前后 PPVT-R 成绩

序号	姓名	干预前（分）	干预后（分）
1	吴××	13	21
2	吴××	22	26
3	姚××	27	49
4	王××	43	54
5	吴××	45	52
6	胡××	63	73

由表 5-2-4 可知，实验组 6 名唐氏综合征儿童干预后的 PPVT-R 成绩均高于干预前成绩。通过配对样本非参检验，对实验组被试的 PPVT-R 前后成绩进行比较，结果如表 5-2-5 所示。

表 5-2-5　　　　实验组儿童干预前后 PPVT-R 成绩的秩序检验

	干预前（分）	干预后（分）	负秩	正秩	结	p
实验组	35.5±18.24	45.83±19.3	0	6	0	0.028*

由表 5-2-5 所示，实验组被试干预前成绩为 35.5±18.24（分），干预后成绩为 45.83±19.3（分），经威尔科克森符号秩序检验，实验组被试干预后成绩显著高于（$p<0.05$）干预前成绩。

（二）单纯的词汇理解能力干预模式的有效性

对照组唐氏综合征儿童干预前后 PPVT-R 成绩如表 5-2-6 所示。

表 5-2-6　　　　对照组唐氏综合征儿童干预前后 PPVT-R 成绩

序号	姓名	干预前（分）	干预后（分）
1	张××	12	16

续表

序号	姓名	干预前（分）	干预后（分）
2	李××	23	24
3	李××	24	32
4	吴××	39	46
5	汪××	43	47
6	陈××	66	70

由表 5-2-6 可知，对照组 6 名唐氏综合征儿童干预后的 PPVT-R 成绩均高于干预前成绩。通过配对样本非参检验，对对照组被试的 PPVT-R 前后成绩进行比较，结果如表 5-2-7 所示。

表 5-2-7　　　　对照组儿童干预前后 PPVT-R 成绩的秩序检验

	干预前（分）	干预后（分）	负秩	正秩	结	p
实验组	34.5±19.15	39.17±19.37	0	6	0	0.026*

由表 5-2-7 所示，对照组被试干预前成绩为 34.5±19.15（分），干预后成绩为 39.17±19.37（分），经威尔科克森符号秩序检验，对照组被试干预后成绩显著高于（$p<0.05$）干预前成绩。

（三）两种干预模式的比较

对两组儿童干预后的 PPVT-R 成绩进行比较，结果如表 5-2-8 所示。

表 5-2-8　　　　两组儿童干预后 PPVT-R 成绩的秩序检验

	实验组	对照组	负秩	正秩	结	p
PPVT-R	45.83±19.3	39.17±19.37	6	0	0	0.027*

由表 5-2-8 所示，实验组被试干预后成绩为 45.83±19.3（分），对照组被试干预后成绩为 39.17±19.37（分），经威尔科克森符号秩序检验，实验组被试干预后的 PPVT-R 成绩显著高于（$p<0.05$）对照组。

四　讨论

实验组被试的干预后成绩极显著高于干预前成绩，这说明基于语音加工支持的唐氏综合征儿童词汇理解能力干预模式是有效的。对照组被试的干预后成绩极显著高于干预前成绩，这说明单纯的词汇干预模式是有效的。实验组干预后成绩显著高于对照组干预后成绩，这说明基于语音加工支持的唐氏综合征儿童词汇理解能力干预模式比单纯的词汇理解能力干预模式对唐氏综合征儿童词汇理解能力的提升作用更好。也就是说，在唐氏综合征儿童词汇理解能力的干预过程中，应该构建"语音识别、短时记忆和词汇理解"相结合的综合干预模式，与传统单一的词汇理解能力干预模式相比，这一综合的干预模式能够提升儿童词汇理解能力的干预效率。康纳斯（Conners）等认为，在提升唐氏综合征儿童的短时记忆基础上再开展语言能力干预，是可以提升这一类儿童干预效率的[1]，本书结果与这一观点基本一致。

　　本书是通过复述策略来干预实验组儿童的短时记忆的，另外，也通过连续指认的策略干预了实验组儿童的词汇理解能力。连续指认策略需要以儿童的语音识别和短时记忆为基础。贾罗尔德等研究表明，普通儿童在 7 岁之前并不能自发地使用复述策略，大多数唐氏综合征儿童的语言年龄达不到 7 岁，这意味着唐氏综合征儿童很难自发地发展出这一重要的技能。[2] 劳斯等研究显示，虽然通过复述策略来提升唐氏综合征儿童的短时记忆是有一些困难的，但儿童的短时记忆成绩是可以通过干预得以提升的。[3] 因此，对于特殊教育学校的老师来说，通过复述策略来提升唐氏综合征儿童的短时记忆是非常必要的。

　　"语音回路"理论认为，语音回路是个体进行词汇学习的装置，言语短时记忆在语言的获得和加工中发挥着重要作用。[4] 本节通过实证研究也证实了在词汇理解能力干预中同时进行短时记忆能力的干预，这对词汇理解能力的提升作用是显著大于单纯的词汇理解能力干预的。

①　Conners F. A., Rosenquist C. J., Arnett L., et al., "Improving Memory Span in Children with Down Syndrome", *Journal of Intellectual Disability Research*, Vol. 52, No. 3, 2008, pp. 244-255.

②　Jarrold C., Baddeley A. D., Hewes A. K., "Verbal Short-Term Memory Deficits in Down Syndrome: A Consequence of Problems in Rehearsal?", *Journal of Child Psychology and Psychiatry*, Vol. 41, No. 2, 2000, pp. 233-244.

③　Buckley S., Macdonald J., Laws G., "The Effects of a Short Training in the Use of a Rehearsal Strategy on Memory for Words and Pictures in Children with Down Syndrome", *Down Syndrome Research & Practice*, Vol. 4, No. 2, 1996, pp. 70-78.

④　Baddeley A. D., Gathercole S. E., Papagno C., "The Phonological Loop as a Language Learning Device", *Psychological Review*, Vol. 105, No. 1, 1998, pp. 173-258.

五 结论与建议

本节以两组语言能力、智力水平和生理年龄匹配的学龄段唐氏综合征儿童为对象，通过基于语音加工的唐氏综合征儿童词汇理解能力干预模式和单纯的词汇理解能力干预模式，对两组儿童的词汇理解能力进行了干预。结果表明：（1）在基于语音加工支持的唐氏综合征儿童词汇理解能力的干预模式下，唐氏综合征儿童的词汇理解能力可以得到有效提升；（2）在单纯的词汇理解能力干预模式下，唐氏综合征儿童的词汇理解能力可以得到有效提升；（3）基于语音加工支持的干预模式比单纯的词汇理解干预模式对唐氏综合征儿童词汇理解能力的干预效果提升更好。因此，在唐氏综合征儿童进行词汇理解能力干预中，应该构建"语音识别、短时记忆和词汇理解"相结合的综合干预模式，以期最大限度地提升儿童的词汇理解能力。

第六章

研究总结和展望

第一节　研究总结

本书基于语音加工模型，从探究汉语体系下唐氏综合征儿童词汇理解是否存在障碍出发，探讨了语音不同加工阶段的特征、关系及其对词汇理解能力的具体影响。最后，在前期研究基础上，本书提出了在唐氏综合征儿童词汇理解能力干预中应构建"语音识别、短时记忆和词汇理解相结合"的综合干预模式，并通过实证研究论证了这一模式的有效性。

一　唐氏综合征儿童词汇理解能力的特征研究

使用 PPVT-R 和比内智力测验分别测量被试的词汇理解能力和智力水平，通过比较唐氏综合征儿童与同等智力水平的普通儿童词汇理解能力的差异，来探究唐氏综合征儿童是否具有词汇理解能力障碍。

研究表明：唐氏综合征儿童的词汇理解能力显著低于同智力水平的普通儿童，即唐氏综合征儿童的词汇理解能力是存在一定障碍的。

二　唐氏综合征儿童语音不同加工阶段的特征研究

词汇理解能力的发展需要以听觉察知、语音识别和语音输入缓冲这三个语音加工阶段为基础。上述三个阶段的特征分别通过听力、语音识别能力和言语短时记忆来体现。

（一）唐氏综合征儿童听力损失的特征

通过纯音测听和中耳声导抗测试分别测量了唐氏综合征儿童的听力损失和中耳声导抗特征。

研究表明：按照 WHO（1997 年）对听力损失的分级标准，有 64.71%

的唐氏综合征儿童的听力是正常的，有35.29%的唐氏综合征儿童存在轻度听力障碍。有听力障碍的唐氏综合征儿童中，有88.89%表现为传导性听力损失，有11.11%表现为感音神经性听力损失。在所有被试的102只耳中，有35（34.31%）只耳的鼓室声导抗图表现为B型，有22（21.57%）只耳的鼓室声导抗图表现为C型，这说明有55.88%的中耳功能可能存在异常。

（二）唐氏综合征儿童语音识别能力的特征研究

以汉语体系下18项共36对核心音位对为材料，通过指认的形式对比了唐氏综合征儿童与普通儿童在声母识别、韵母识别和声调识别上的差异。

研究表明：与普通儿童比，唐氏综合征儿童的语音识别正确率极其显著低于普通儿童；在18项音位对中，唐氏综合征儿童对前鼻韵母与后鼻韵母、舌尖前音与舌尖后音和不同构音部位的送气塞音的识别能力最差；在声母、韵母和声调这三类语音的识别中，唐氏综合征儿童识别声母的能力最差，识别韵母和声调的能力相当。

（三）唐氏综合征儿童项目短时记忆和顺序短时记忆的特征研究

编制了不同刺激长度的项目短时记忆和顺序短时记忆的测试材料，通过"再认"的非言语反馈方式，对比了唐氏综合征儿童与同智力水平的普通儿童在项目短时记忆和顺序短时记忆上的差异。

在项目短时记忆的特征研究方面，研究表明：唐氏综合征儿童的项目短时记忆显著低于同等智力水平的普通儿童；随着刺激长度增加，对刺激的项目信息的短时记忆能力变差；在三类语音中，对声母的短时记忆能力是最差的，对韵母和声调的短时记忆相对较好。

在顺序短时记忆的特征研究方面，研究表明：唐氏综合征儿童的顺序短时记忆显著低于同等智力水平的普通儿童；随着刺激长度增加，对刺激的顺序信息的记忆能力变差；唐氏综合征儿童优先记忆后端位置语音的顺序信息。

三　唐氏综合征儿童语音不同加工阶段的关系及对词汇理解能力的影响研究

（一）唐氏综合征儿童听力对语音识别能力的影响

对比了有无听力障碍的唐氏综合征儿童语音识别能力的差异。研究表明：有听力障碍的唐氏综合征儿童的语音识别能力的正确率显著低于同智力水平的听力正常的唐氏综合征儿童。也就是说，听力是影响唐氏综合征儿童语音识别能力的因素。

（二）唐氏综合征儿童语音识别能力对言语短时记忆的影响

通过对比唐氏综合征儿童与普通儿童在两个单音节词（语音识别）、四个单音节词（言语短时记忆）和六个单音节词（言语短时记忆）再认任务中的表现，探究两组儿童在三项任务中成绩下降的趋势是否一致，以此来探讨唐氏综合征儿童语音识别能力对言语短时记忆的影响。

在语音识别能力对项目和顺序短时记忆的影响研究方面，研究表明：唐氏综合征儿童的语音识别能力不是导致其项目和顺序短时记忆差的主要原因。

（三）语音不同加工阶段对唐氏综合征儿童词汇理解能力的影响

通过上面两个实验可知，听力是影响语音识别能力的因素；语音识别能力不是影响言语短时记忆的因素。因此在这一部分将听力因素加以控制，通过多元回归分析探究了唐氏综合征儿童的语音识别能力、项目短时记忆和顺序短时记忆对词汇理解能力的影响。

研究表明：顺序短时记忆对唐氏综合征儿童词汇理解能力的影响和预测作用最大，其次是语音识别能力。也就是说，唐氏综合征儿童的词汇理解能力主要受到语音输入缓冲阶段的影响，其次是语音识别能力阶段。

四　基于语音加工支持的唐氏综合征儿童词汇理解能力的干预研究

基于前期研究结果，我们提出在唐氏综合征儿童词汇理解能力干预中应构建"语音识别、言语短时记忆和词汇理解相结合"的综合干预模式。通过对比不同干预模式下的两组唐氏综合征儿童词汇理解能力的干预效果，来说明基于语音加工支持的词汇理解能力干预模式的有效性。

研究表明：无论是在基于语音加工支持的唐氏综合征儿童词汇理解能力的干预模式，还是在单纯的词汇理解能力干预模式下，唐氏综合征儿童的词汇理解能力均能显著提升。但基于语音加工支持的干预模式下唐氏综合征儿童词汇理解能力的提升程度要优于单纯的词汇理解能力干预模式。

第二节　本书的创新点与理论和实践意义

国外关于唐氏综合征儿童语音不同加工阶段的特征、语音不同加工阶段的关系及语音不同加工阶段对词汇理解能力的影响的研究较多，国内学者也逐渐开始探究上述问题，但目前相关的研究仍然较少。本书在听力学、教育学、心理学和语言学基础上，围绕唐氏综合征儿童的几个核心特征开展了相关的理论和干预研究。本书的创新性与理论和实践意义如下。

一　创新性

（一）在研究内容上创新

本书基于语音加工模型，首次对唐氏综合征儿童听觉察知阶段（听力）、语音识别阶段（语音识别能力）和语音输入缓冲阶段（项目短时记忆和顺序短时记忆）的特征及关系开展了系列研究，这种尝试可以为后续研究者提供一定的参考。另外，本书在探明唐氏综合征儿童听力、语音识别能力、项目短时记忆和顺序短时记忆的特征及关系的基础上，首次将唐氏综合征儿童的语音识别能力、项目短时记忆和顺序短时记忆作为自变量，探究了上述变量对词汇理解能力产生的具体影响。研究结果不仅能丰富汉语体系下唐氏综合征儿童词汇理解加工通路特征的相关研究，也能为唐氏综合征儿童词汇理解能力的干预提供一定的参考。

（二）在测试材料上创新

根据汉语普通话特点，开创性地编制了项目短时记忆和顺序短时记忆测试材料，这一测试材料能为我们了解汉语体系下唐氏综合征儿童项目信息加工和顺序信息加工的特征提供支撑。另外，项目短时记忆测试材料中识别刺激和探测刺激的差异全部来源于汉语体系下核心音位对，这一编制特点能体现被试对项目信息加工的精细程度。

（三）在干预模式上创新

本书基于前期研究结果，创造性地提出在唐氏综合征儿童词汇理解能力干预过程应构建"语音识别、短时记忆和词汇理解相结合"的综合干预模式，并通过实验证实了这一模式的有效性。这一模式的提出和应用为唐氏综合征儿童词汇理解能力的干预提供了新的思路，也能提升唐氏综合征儿童词汇理解能力的干预效率。

二　理论意义

本书从探究唐氏综合征儿童词汇理解能力的特征出发，探究语音不同加工阶段的特征、关系及对词汇理解能力的影响。整个研究采用层层递进的方式，研究结果不仅能丰富汉语体系下唐氏综合征儿童听力、语音识别能力、项目短时记忆和顺序短时记忆的相关研究，也能为唐氏综合征儿童词汇理解能力的干预提供理论支撑。另外，研究结果也有助于进一步探讨唐氏综合征儿童语音识别、言语短时记忆和词汇理解的加工机制。因此，具有重要的理论意义。

三　实践意义

首先，对于学龄段的唐氏综合征儿童而言，加强其词汇理解能力的干预是必需的；在具体操作中，可以充分发挥儿童认知能力的优势，通过向儿童讲述词语的功能、特征和类型来加深其对词语的掌握。

其次，提醒家长、特殊教育教师和康复师等相关人员关注唐氏综合征儿童在语音不同加工阶段存在的障碍，并及时开展干预。如本书中对唐氏综合征儿童听力损失的发病率、损失的程度、损失的性质和中耳声导抗的研究结果能提升家长、儿保医生、耳鼻喉科医生和特殊教育教师对唐氏综合征儿童的听力问题的关注，做到"早发现、早干预"。

最后，提升唐氏综合征儿童词汇理解能力干预的效果。本书中"语音识别、短时记忆和词汇理解相结合"的综合干预模式的提出将有助于提升唐氏综合征儿童词汇理解能力的干预的效果。

第三节　研究局限及展望

本书在国内外已有研究基础上，采用了尽可能科学严谨的实验设计，取得了一些新的研究结果。但研究中也有一些有待进一步解决的问题。

首先，在听力水平的特征研究方面，本书通过纯音测听和声导抗两项测试分别研究了唐氏综合征儿童的听力损失和中耳声导抗情况。未来可以通过瞬态诱发性耳声发射和听性脑干反应等电生理测试形式，来探究唐氏综合征儿童听力损失的更多细节信息。

其次，本书从行为学层面对汉语体系下唐氏综合征儿童的语音识别能力、项目短时记忆和顺序短时记忆的特征进行了探索，并根据国内外已有研究结果和唐氏综合征儿童的临床表现对导致其上述能力较差的原因进行了一些推断性的分析。但究竟什么原因导致唐氏综征儿童的语音识别能力、项目短时记忆和顺序记忆较差，目前尚不完全清楚。未来可依靠认知神经科学的研究技术深入分析唐氏综合征儿童上述能力的特征及影响因素。事件相关电位（Event‒related Potentials，ERPs）、功能性磁共振成像（Functional Magnetic resonance imaging，fMRI）和正电子发射断层扫描（Positron Emission Tomography，PET）等技术都可应用到唐氏综合征儿童上述能力的研究中。采用新技术不仅可以使唐氏综合征儿童语音识别能力和言语短时记忆的研究更加规范，也能为全面了解唐氏综合征儿童的认知神经基础及脑成像等特点提供支撑，从而丰富相关研究，使研究结论更加完善。

　　最后，在干预研究方面，本书通过两种不同的干预模式干预了两组唐氏综合征儿童的词汇理解能力，但受限于主客观条件，仅有 12 名唐氏综合征儿童入组。未来可以将这一研究内容扩展至更多唐氏综合征儿童中，以期提升更多唐氏综合征儿童词汇理解能力的康复效率。

参考文献

一 中文文献

(一)中文著作

杜晓新编著:《心理与教育研究中实验设计与 SPSS 数据处理》,北京大学出版社 2013 年版。

韩德民、许时昂主编:《听力学基础与临床》,科学技术文献出版社 2004 年版。

韩东一等主编:《临床听力学》(第 2 版),中国协和医科大学出版社 2008 年版。

黄昭鸣、万勤、张蕾:《言语功能评估标准及方法》,华东师范大学出版社 2007 年版。

黄昭鸣、朱群怡、卢红云:《言语治疗学》,华东师范大学出版社 2017 年版。

[美] D. W. 卡罗尔:《语言心理学》(第 4 版),缪小春等译,华东师范大学出版社 2007 年版。

刘春玲、马红英主编:《智力障碍儿童的发展与教育》,北京大学出版社 2011 年版。

刘巧云:《听觉康复的原理与方法》,华东师范大学出版社 2011 年版。

彭聃龄:《普通心理学》(第 4 版),北京师范大学出版社 2012 年版。

唐朝阔、王群生主编:《现代汉语》(第二版),高等教育出版社 2012 年版。

王瑞明等:《第二语言学习》,华东师范大学出版社 2016 年版。

王永、徐飞主编:《诊断听力学》,浙江大学出版社 2013 年版。

吴天敏:《中国比内测验指导书》,北京大学出版社 1982 年版。

杨玉芳编著:《心理语言学》,科学出版社 2015 年版。

杨治良：《记忆心理学》（第三版），华东师范大学出版社 2012 年版。

朱海琳主编：《学前儿童语言教育》，科学出版社 2009 年版。

朱滢主编：《实验心理学》（第 4 版），北京大学出版社 2016 年版。

（二）中文论文

毕丽华、丁伟、柳洁：《大连地区唐氏综合征发病率的调查研究》，《中国优生与遗传杂志》2012 年第 9 期。

高少华、赵航、Hakyung 等：《辅—元音节双耳分听研究进展》，《听力学及言语疾病杂志》2019 年第 27 卷第 4 期。

郝风贤、陶芳标、周学勤：《两种智力量表智力测验结果的比较研究》，《安徽医科大学学报》1990 年第 4 期。

李明英、李金花、庞焯月等：《学龄智力障碍儿童语音感知的特征研究》，《中国听力语言康复科学杂志》2016 年第 14 卷第 4 期。

林青、刘巧云、赵航等：《唐氏综合征儿童言语短时记忆研究综述》，《中国特殊教育》2019 年第 1 期。

林青、刘巧云：《唐氏综合征儿童汉语音位对比式听觉识别能力的特征研究》，《听力学及言语疾病杂志》2022 年第 30 卷第 5 期。

刘巧云、黄昭鸣、陈丽等：《人工耳蜗儿童、助听器儿童与健听儿童音位对比识别能力比较研究》，《中国特殊教育》2011 年第 2 期。

刘巧云：《听障儿童听觉识别与理解能力评估及训练研究》，博士学位论文，华东师范大学，2008 年。

陆秋霞、李佩华、李智华：《8094 例广州地区新生儿听力筛查报告》，《广州医学院学报》2011 年第 39 卷第 5 期。

祁志强、彭聃龄：《语音加工的脑机制研究：现状、困惑及展望》，《北京师范大学学报》（社会科学版）2010 年第 4 期。

桑标、缪小春：《皮博迪图片词汇测验修订版（PPVT—R）上海市区试用常模的修订》，《心理科学》1990 年第 5 期。

沈玫：《唐氏综合征儿童短时记忆的复述策略干预研究》，硕士学位论文，华东师范大学，2007 年。

盛玉麒：《基于语料库的儿童语言理解常模词表研究》，《中国听力语言康复科学杂志》2010 年第 1 期。

史清敏：《关于大脑左右半球功能的研究方法》，《河北师范大学学报》（教育科学版）1999 年第 2 期。

舒华、柏晓利、韩在柱等：《词汇表征和加工理论及其认知神经心理学证据》，《应用心理学》2003年第9卷第2期。

汪洁、吴东宇、宋为群：《汉语失语症心理语言评价在探查听理解障碍的语言加工受损水平中的应用：1例报告》，《中国康复医学杂志》2010年第25卷第4期。

汪洁、吴东宇、王秀会：《应用汉语失语症心理语言评价探查失语症患者复述困难产生原因的研究》，《中国康复医学杂志》2009年第24卷第3期。

汪竹、陈宝国：《词汇语音学习的影响因素》，《心理科学》2011年第5期。

王栋、齐澍平、陈祖培：《"中国比内测验"临床试用报告》，《心理科学通讯》1986年第3期。

王宏萍：《学龄前儿童营养状况对儿童生长发育的影响研究》，《中国妇幼保健》2017年第24期。

王潇、吴国榕、吴欣然等：《语言功能偏侧化及其与利手、功能连接的关系》，《心理科学进展》2020年第28卷第5期。

吴剑飞：《汉语唐氏综合症儿童语言和记忆的实验研究》，硕士学位论文，华东师范大学，2006年。

徐宏燕、刘凯波、齐庆青：《2010年—2014年北京地区唐氏综合征筛查情况分析》，《中国优生与遗传杂志》2016年第2期。

薛勇、赵艾、王金子等：《全国九地区学龄前儿童智力水平及其影响因素分析》，《中国食物与营养》2015年第21卷第3期。

杨文竹、赵云静、张成惠：《功能性构音障碍儿童与正常儿童的音位对比式言语识别能力的研究》，《中国儿童保健杂志》2015年第23卷第10期。

张蕾：《听障儿童听觉和言语特征及其关系的研究与训练策略》，博士学位论文，华东师范大学，2011年。

张姗红、王微、钟舒明等：《首诊注意缺陷多动障碍儿童的语义理解与工作记忆》，《中国心理卫生杂志》2016年第30卷第10期。

赵云静、孙洪伟、麻宏伟等：《功能性构音障碍患儿语音均衡式识别能力评估》，《中国康复》2012年第27卷第2期。

郑宇、杨娟梅、迟放鲁：《听力下降在唐氏综合征患者中的研究进展》，《中国眼耳鼻喉科杂志》2018年第2期。

周文娇、王利刚、李晔等:《睡眠时长对学龄前儿童认知功能的影响》,《北京大学学报》(医学版) 2013 年第 45 卷第 6 期。

二 英文文献

Abbeduto L., Murphy M. M., Cawthon S. W., et. al., "Receptive Language Skills of Adolescents and Young Adults with down or Fragile X Syndrome", *American Journal of Mental Retardation*, Vol. 108, No. 108, 2003.

Aimée M. Surprenant, Neath I., "The Relation between Discriminability and Memory for Vowels, Consonants, and Silent-center Vowels", *Memory and Cognition*, Vol. 24, No. 3, 1996.

Annick C., "Working Memory in Down Syndrome: Training the Rehearsal Strategy", *Down Syndrome Research and Practice*, Vol. 2, No. 3, 1994.

Attout L., Kaa M. A. V. D., Mercédès George, et. al., "Dissociating Short-Term Memory and Language Impairment: The Importance of Item and Serial Order Information", *Aphasiology*, Vol. 26, No. 3, 2012.

Austeng M. E., Akre H., Hverland, Britt, et. al., "Otitis Media with Effusion in Children with in Down Syndrome", *International Journal of Pediatric Otorhinolaryngology*, Vol. 77, No. 8, 2013.

Austeng M. E., Harriet A., Falkenberg E., "Hearing Level in Children with Down Syndrome at the Age of Eight", *Research in Developmental Disabilities*, Vol. 34, No. 7, 2013.

Aygun N., "Inner Ear Anomalies Seen on Ct Images in People with Down Syndrome", *Pediatric Radiology*, Vol. 42, No. 12, 2012.

Baddeley A. D., Gathercole S. E., Papagno C., "The Phonological Loop As a Language Learning Device ", *Psychological Review*, Vol. 105, No. 1, 1998.

Baddeley A. D., Thomson N., Buchanan M., "Word Length and the Structure of Short-term Memory", *Journal of Verbal Learning & Verbal Behavior*, Vol. 14, No. 6, 1975.

Baddeley A., Hitch G., *Working Memory*, New York: Academic Press, 1974.

Baddeley A., "Working Memory and Language: An Overview", *Journal of Communication Disorders*, Vol. 36, No. 3, 2003.

Barr E., Dungworth J., Hunter K., et. al., "The Prevalence of Ear, Nose and Throat Disorders in Preschool Children with Down's Syndrome In Glasgow", *Scottish Medical Journal*, Vol. 56, No. 2, 2011.

Bernardi G. F., Pires C. T. F., Oliveira N. P., et. al., "Prevalence of Pressure Equalization Tube Placement and Hearing Loss in Children with Down Syndrome", *International Journal of Pediatric Otorhinolaryngology*, 2017.

Bird E. K., Chapman R. S., "Sequential Recall in Individuals With Down Syndrome", *Journal of Speech & Hearing Research*, Vol. 37, No. 6, 1994.

Bishop D, V., "Genetic and Environmental Risks for Specific Language Impairment in Children", *International Journal of Pediatric Otorhinolaryngology*, Vol. 356, No. 1407, 2001.

Bjork E. L., Healy A. F., "Short-term Order and Item Retention", *Journal of Verbal Learning & Verbal Behavior*, Vol. 13, No. 1, 1974.

Bless J. J., Westerhausen R., Torkildsen J. V. K., et. al., "Laterality Across Languages: Results From a Global Dichotic Listening Study Using a Smartphone Application", *Laterality*, Vol. 20, No. 4, 2015.

Brady S. A., *Ability To Encode Phonological Representations: An Underlying Difficulty of Poor Readers*, New Jersey: Lawrence Erlbaum Press, 1997.

Bridgeman E., Snowling M., "The Perception of Phoneme Sequence: A Comparison of Dyspraxic And Normal Children", *International Journal of Language & Communication Disorders*, Vol. 23, No. 2, 1988.

Briscoe J., Bishop D. V. M., Frazier Norbury C., "Phonological Processing, Language, and Literacy: A Comparison of Children with Mild-to-moderate Sensorineural Hearing Loss and Those with Specific Language Impairment", *Journal of Child Psychology and Psychiatry*, Vol. 42, No. 3, 2001.

Brock J., Jarrold C., "Language Influences on Verbal Short-Term Memory Performance in Down Syndrome: Item and Order Recognition", *Journal of Speech Language and Hearing Research*, Vol. 47, No. 6, 2004.

Brown G. D. A., Preece T., Hulme C., "Oscillator - based Memory for Serial Order", *Psychological Review*, Vol. 107, No. 1, 2000.

Buckley S., Macdonald J., Laws G., "The Effects of a Short Training in the Use of a Rehearsal Strategy on Memory for Words and Pictures in Children with

Down Syndrome", *Down Syndrome Research & Practice*, Vol. 4, No. 2, 1996.

Bull, M. J., "Health Supervision for Children With Down Syndrome", *Pediatrics*, Vol. 128, No. 2, 2011.

Cairns P., Jarrold C., "Exploring the Correlates of Impaired Non – Word Repetition in Down Syndrome", *British Journal of Developmental Psychology*, Vol. 23, No. 3, 2005.

Caselli M. C., Monaco L., Trasciani M., et. al., "Language in Italian Children with Down Syndrome and with Specific Language Impairment", *Neuropsychology*, Vol. 22, No. 1, 2008.

Chapman R. S., and Hesketh L. J., "Behavioral Phenotype of Individuals with Down Syndrome", *Mental Retardation and Developmental Disabilities Research Reviews*, Vol. 6, No. 2, 2000.

Chen C. C., Ringenbach S., Biwer A., et. al., "Cerebral Lateralization of the EEG During Perceptual – Motor Integration in Young Adults with Down Syndrome: A Descriptive Study", *Brazilian Journal of Motor Behavior*, Vol. 9, No. 2, 2015.

Cheng W. W., Lau W. L., Ko C. H., "Prevalence and Parental Awareness of Hearing Loss in Children with Down Syndrome", *Chinese Medical Journal*, Vol. 128, No. 8, 2015.

Conners F. A., Rosenquist C. J., Arnett L., et. al., "Improving Memory Span in Children with Down Syndrome", *Journal of Intellectual Disability Research*, Vol. 52, No. 3, 2008.

Costanzo F., Varuzza C., Menghini D., et. al., "Executive Functions in Intellectual Disabilities: A Comparison Between Williams Syndrome and Down Syndrome", *Research in Developmental Disabilities*, Vol. 34, No. 5, 2013.

Crowder R. G., Morton J., "Precategorical Acoustic Storage (PAS)", *Perception & Psychophysics*, Vol. 5, No. 6, 1969.

Davis, and Andrew S., "Children with Down Syndrome: Implications for Assessment and Intervention in the School", *School Psychology Quarterly*, Vol. 23, No. 2, 2008.

De Graaf G., Buckley F., Dever J., et. Al., " Estimation of Live Birth and Population Prevalence of Down Syndrome in Nine U. S. States", *American Journal of Medical Genetics Part A*, 2017.

Down J. L. H., "Observation on an Ethnic Classification of Idiots", *Mental Retardation*, Vol. 33, No. 1, 1996.

Duarte C. P., Covre P., Braga A. C., et. al., "Visuospatial Support for Verbal Short Term Memory in Individuals with Down Syndrome", *Research in Developmental Disabilities*, Vol. 32, No. 5, 2011.

Edgin J. O., Clark C. A. C., and Esha M., et. al., "Building An Adaptive Brain Across Development: Targets for Neurorehabilitation Must Begin in Infancy", *Frontiers in Behavioral Neuroscience*, Vol. 9, 2015.

Eilers R. E., Oller D. K., "A Comparative Study of Speech Perception in Young Severely Retarded Children and Normally Developing Infants", *Journal of Speech Language and Hearing Research*, Vol. 23, No. 2, 1980.

Fausch C., Röösli C., "The Incudomalleolar Articulation in Down Syndrome (Trisomy 21): A Temporal Bone Study", *Otology & Neurotology: Official Publication of the American Otological Society, American Neurotology Society and European Academy of Otology and Neurotology*, Vol. 36, No. 2, 2015.

Frangou S., Aylward E., Warren A., et. al., "Small Planum Temporale Volume in Down's Syndrome: A Volumetric Mri Study", *American Journal of Psychiatry*, Vol. 154, No. 10, 1997.

Frenkel S., Bourdin B., "Verbal, Visual, and Spatio-Sequential Short-Term Memory: Assessment of the Storage Capacities of Children and Teenagers with Down's Syndrome", *Journal of Intellectual Disability Research*, Vol. 53, No. 2, 2009.

Frohna J. G., "Otitis Media and Speech and Language: A Meta-Analysis of Prospective Studies", *Pediatrics*, Vol. 145, No. 3, 2004.

Gammon S. C., "Down Syndrome Phonology: Developmental Patterns and Intervention Strategies", *Down Syndrome Research and Practice*, Vol. 7, No. 3, 2001.

Gathercole S. E., Frankish C. R., Pickering S. J., et. al., "Phonotactic Influences on Short-Term Memory", *Journal of Experimental Psychology: Learning, Memory, and Cognition*, Vol. 25, No. 1, 1999.

Glenn S., Cunningham C., "Performance of Young People with Down Syndrome on the Leiter−R and British Picture Vocabulary Scales", *Journal of Intellectual Disability Research*, Vol. 49, No. 4, 2005.

Groen M. A., Alku P., Bishop D. V. M., "Lateralisation of Auditory Processing in Down Syndrome: A Study of T−Complex Peaks Ta and Tb", *Biological Psychology*, Vol. 79, No. 2, 2008.

Gupta P., "Examining the Relationship Between Word Learning, Nonword Repetition, and Immediate Serial Recall in Adults", *The Quarterly Journal of Experimental Psychology A*, Vol. 56, No. 7, 2003.

Heath M., Welsh T. N., Simon D. A., et. al., "Relative Processing Demands Influence Cerebral Laterality for Verbal−Motor Integration in Persons with Down Syndrome", *Cortex*, Vol. 41, No. 1, 2005.

Hick R. F., Botting N., Conti−Ramsden G., "Short−term Memory and Vocabulary Development in Children with Down Syndrome and Children with Specific Language Impairmen", *Developmental Medicine & Child Neurology*, Vol. 47, No. 8, 2005.

Hu C. F., Phonological Memory, "Phonological Awareness, and Foreign Language Word Learning", *Language Learning*, Vol. 53, No. 3, 2010.

Jarrold C., Baddeley A. D., Hewes A. K., "Verbal Short−Term Memory Deficits in Down Syndrome: A Consequence of Problems in Rehearsal?" *Journal of Child Psychology and Psychiatry*, Vol. 41, No. 2, 2000.

Jarrold C., Baddeley A. D., Phillips C. E., "Verbal Short−Term Memory in Down Syndrome: A Problem of Memory, Audition, Or Speech?" *Journal of Speech Language and Hearing Research*, Vol. 45, No. 3, 2002.

Jarrold C., Baddeley A. D., "Short−term Memory for Verbal and Visuo−Spatial Information in Down's Syndrome", *Cognitive Neuropsychiatry*, 1997.

Jarrold C., Cowan N., Hewes A. K., et. al., "Speech Timing and Verbal Short−Term Memory: Evidence for Contrasting Deficits in Down Syndrome and Williams Syndrome", *Journal of Memory & Language*, Vol. 51, No. 3, 2004.

Jarrold C., Thorn A. S. C., Stephens E., "The Relationships Among Verbal Short−Term Memory, Phonological Awareness, and New Word Learning: Evidence From Typical Development and Down Syndrome", *Journal of Experimental Child Psychology*, Vol. 102, No. 2, 2009.

Kanamori G., Witter M., Brown J., et. al., "Otolaryngologic Manifestations of Down Syndrome", *Otolaryngologic Clinics of North America*, Vol. 33, No. 6, 2000.

Keller-Bell, Yolanda, Fox R. A., "A Preliminary Study of Speech Discrimination in Youth with Down Syndrome", *Clinical Linguistics & Phonetics*, Vol. 21, No. 4, 2007.

Kent R. D., Vorperian H. K., "Speech Impairment in Down Syndrome: A Review", *Journal of Speech Language and Hearing Research*, Vol. 56, No. 1, 2013.

Klatzky R. L., "Human Memory: Structures and Processes", *American Journal of Psychology*, Vol. 93, No. 4, 1980.

Kormos J., SáFáR, ANNA, "Phonological Short-Term Memory, Working Memory and Foreign Language Performance in Intensive Language Learning", *Bilingualism: Language and Cognition*, Vol. 11, No. 2, 2008.

Lanfranchi S., Baddeley A., Gathercole S., et. al., "Working Memory in Down Syndrome: Is There A Dual Task Deficit?", *Journal of Intellectual Disability Research*, Vol. 56, No. 2, 2011.

Laws G., Bishop D. V., "A Comparison of Language Abilities in Adolescents with Down Syndrome and Children with Specific Language Impairment", *Journal of Speech Language and Hearing Research*, Vol. 46, No. 6, 2003.

Laws G., Briscoe J., Ang S. Y., et. al., "Receptive Vocabulary and Semantic Knowledge in Children with Sli and Children with Down Syndrome", *Child Neuropsychology*, Vol. 21, No. 4, 2014.

Laws G., Gunn D., "Phonological Memory As A Predictor of Language Comprehension in Down Syndrome: A Five-Year Follow-Up Study", *Journal of Child Psychology and Psychiatry*, Vol. 45, No. 2, 2004.

Laws G., Hall A., "Early Hearing Loss and Language Abilities in Children with Down Syndrome", *International Journal of Language & Communication Disorders*, Vol. 49, No. 3, 2014.

Laws G., "The Use of Nonword Repetition as A Test of Phonological Memory in, Children with Down Syndrome", *Journal of Child Psychology & Psychiatry*,

Vol. 39, No. 8, 2010.

Leclercq A. L., Majerus S., "Serial-order Short-Term Memory Predicts Vocabulary Development: Evidence From A Longitudinal Study", *Developmental Psychology*, Vol. 46, No. 2, 2010.

Loane M., Morris J. K., Addor M. C., et. al., "Twenty-year Trends in the Prevalence of Down Syndrome and Other Trisomies in Europe: Impact of Maternal Age and Prenatal Screening", *European Journal of Human Genetics*, Vol. 21, No. 1, 2012.

Lott I. T., and Dierssen M., "Cognitive Deficits and Associated Neurological Complications in Individuals with Down's Syndrome", *Lancet Neurology*, Vol. 9, No. 6, 2010.

Loveall S. J., Channell M. M., Phillips B. A., et. al., "Receptive Vocabulary Analysis in Down Syndrome", *Res Dev Disabil*, Vol. 55, 2016.

Majerus S., Poncelet M., Linden M. V. D., et. al., "Lexical Learning in Bilingual Adults: The Relative Importance of Short-Term Memory for Serial Order and Phonological Knowledge", *Cognition*, Vol. 107, No. 2, 2008.

Majerus S., Barisnikov K., "Verbal Short-Term Memory Shows A Specific Association with Receptive But Not Productive Vocabulary Measures in Down Syndrome", *Journal of Intellectual Disability Research*, Vol. 62, No. 1, 2018.

Majerus S., Poncelet M., Elsen B., et. al., "Exploring the Relationship Between New Word Learning and Short-Term Memory for Serial Order Recall, Item Recall, and Item Recognition", *European Journal of Cognitive Psychology*, Vol. 18, No. 6, 2006.

Majerus S., Poncelet M., Greffe C., et. al., "Relations between Vocabulary Development and Verbal Short-Term Memory: The Relative Importance of Short-Term Memory for Serial Order and Item Information", *Journal of Experimental Child Psychology*, Vol. 93, No. 2, 2006.

Manickam V., Shott G. S., Heithaus D., et. al., "Hearing Loss in Down Syndrome Revisited - 15 Years Later", *International Journal of Pediatric Otorhinolaryngology*, Vol. 88, 2016.

Marcell M. M., Weeks S. L., "Short-term Memory Difficulties and Down's Syndrome", *Journal of Intellectual Disability Research*, Vol. 32, No. 2, 1988.

Maris M., Wojciechowski M., Van D. H. P., et. al., "A Cross–Sectional Analysis of Otitis Media with Effusion in Children with Down Syndrome", *European Journal of Pediatrics*, Vol. 173, No. 10, 2014.

Martin C. E., Klusek J., and Estigarribia B., et. al., "Language Characteristics of Individuals with Down Syndrome", *Topics in Language Disorders*, Vol. 29, No. 2, 2009.

Mccormick B., "The Toy Discrimination Test: An Aid for Screening the Hearing of Children Above A Mental Age of Two Years", *Public Health*, Vol. 91, No. 2, 1977.

Mcpherson B., Lai P. S., Leung K. K., et. al., "Hearing Loss in Chinese School Children with Down Syndrome", *International Journal of Pediatric Otorhinolaryngology*, Vol. 71, No. 12, 2007.

Miller G. A., "The Magical Number Seven Plus Or Minus Two: Some Limits on Our Capacity for Processing Information", *Psychological Review*, Vol. 63, 1956.

Mizuno E., Osugi N., Sakuma H., "Effect of Long–Term Music Training on Verbal Short Term Memory of Individuals with Down Syndrome", *Journal of Special Education Research*, Vol. 2, No. 1, 2013.

Mohd Z. A., Fazlina W. H., Mazita, "The Evaluation of Hearing Loss in Children with Down Syndrome at University Kebangsaan Malaysia", *Pakistan Journal of Otolaryngology*, Vol. 28, 2012.

Montgomery J. W., "Working Memory and Comprehension in Children with Specific Language Impairment: What We Know So Far", *Journal of Communication Disorders*, Vol. 36, No. 3, 2003.

Nightengale E., Yoon P., Wolter–Warmerdam K., et. al., "Understanding Hearing and Hearing Loss in Children With Down Syndrome", *American Journal of Audiology*, Vol. 26, No. 3, 2017.

Nimmo L. M., Roodenrys S., "Investigating the Phonological Similarity Effect: Syllable Structure and the Position of Common Phonemes", *Journal of Memory & Language*, Vol. 50, No. 3, 2004.

Ogando, Barcelos P., Röösli, et. al., "The Incudostapedial Articulation in Down's Syndrome (Trisomy 21): A Temporal Bone Study", *Otology & Neurotol-*

ogy: *Official Publication of the American Otological Society*, *American Neurotology Society and European Academy of Otology and Neurotology*, Vol. 34, No. 8, 2013.

Ousey J., Sheppard S., Twomey T., et. al., "The IHR–McCormick Automated Toy Discrimination Test—Description and Initial Evaluation", *British Journal of Audiology*, Vol. 23, No. 3, 1989.

Pakdaman M. N., Herrmann B. S., Curtin H. D., et. Al., "Cochlear Implantation in Children with Anomalous Cochleovestibular Anatomy: A Systematic Review", *Otolaryngol Head Neck Surg*, Vol. 115, No. S106, 2010.

Paludetti G., Conti G., Nardo W. D., et. al., "Infant Hearing Loss: From Diagnosis to Therapy Official Report of XXI Conference of Italian Society of Pediatric Otorhinolaryngology", *Acta Otorhinolaryngologica Italica*, Vol. 32, No. 6, 2012.

Park A. H., Wilson M. A., Stevens P. T., et. al., "Identification of Hearing Loss in Pediatric Patients with Down Syndrome", *Official Journal of American Academy of Otolaryngology—Head and Neck Surgery*, Vol. 146, No. 1, 2012.

Parker S. E., Mai C. T., Canfield M. A., et. al., "Updated National Birth Prevalence Estimates for Selected Birth Defects in the United States, 2004—2006", *Birth Defects Research Part A*, *Clinical and Molecular Teratology*, Vol. 88, No. 12, 2010.

Paulson L. M., Weaver T. S., Macarthur C. J., "Outcomes of Tympanostomy Tube Placement in Children With Down Syndrome—A Retrospective Review", *International Journal of Pediatric Otorhinolaryngology*, Vol. 78, No. 2, 2014.

Price J., Roberts J., Vandergrift N., et. al., "Language Comprehension in Boys with Fragile X Syndrome and Boys with Down Syndrome", *Journal of Intellectual Disability Research*, Vol. 51, No. 4, 2007.

Purser H. R. M., Jarrold C., "Impaired Verbal Short – Term Memory in Down Syndrome Reflects A Capacity Limitation Rather Than Atypically Rapid Forgetting", *Journal of Experimental Child Psychology*, Vol. 91, No. 1, 2005.

Purser H. R. M., Jarrold C., "Poor Phonemic Discrimination Does Not Underlie Poor Verbal Short-Term Memory in Down Syndrome", *Journal of Experimental Child Psychology*, Vol. 115, No. 1, 2013.

Ramia M., Musharrafieh U., Khaddage W., et. al., "Revisiting Down Syndrome From the Ent Perspective: Review of Literature and Recommendations", *European Archives of Oto-Rhino-Laryngology*, Vol. 271, No. 5, 2014.

Raut P., Sriram B., Yeoh A., et. al., "High Prevalence of Hearing Loss in Down Syndrome at First Year of Life", *Annals of the Academy of Medicine Singapore*, Vol. 40, No. 11, 2011.

Roizen N. J., Wolters C., Nicol T., et. al., "Hearing Loss in Children with Down Syndrome", *Journal of Pediatrics*, Vol. 123, No. 1, 1993.

Rosenfeld R. M., Culpepper L., Doyle K., et. al., "Clinical Practice Guideline: Otitis Media with Effusion", *American Family Physician*, Vol. 130, No. 5, 2004.

Seung H. K., Chapman R., "Digit Span in Individuals with Down Syndrome and in Typically Developing Children: Temporal Aspects", *Journal of Speech Language and Hearing Research*, Vol. 43, No. 3, 2000.

Shoji H., Koizumi N., Ozaki H., "Linguistic Lateralization in Adolescents with Down Syndrome Revealed By A Dichotic Monitoring Test", *Research in Developmental Disabilities*, Vol. 30, No. 2, 2009.

Shott S. R., Joseph A., Heithaus D., "Hearing Loss in Children with Down Syndrome", *International Journal of Pediatric Otorhinolaryngology*, Vol. 61, No. 3, 2001.

Sidell D., Hunter L. L., Lin L., et. al., "Risk Factors for Preoperative and Postoperative Hearing Loss in Children Undergoing Pressure Equalization Tube Placement." *Otolaryngology—Head and Neck Surgery*, Vol. 150, No. 6, 2014.

Silverman W., "Down Syndrome: Cognitive Phenotype", *Mental Retardation and Developmental Disabilities Research Reviews*, Vol. 13, No. 3, 2007.

Smith E., Hokstad S., Nss K., "Children with Down Syndrome Can Benefit From Language Interventions: Results From A Systematic Review and Meta-Analysis", *Journal of Communication Disorders*, Vol. 85, No. 4, 2020.

Smith E., Jarrold C., "Demonstrating the Effects of Phonological Similarity and Frequency on Item and Order Memory in Down Syndrome Using Process Dissociation", *Journal of Experimental Child Psychology*, Vol. 128, No. 128, 2014.

Stoel-Gammon, Carol, "Phonological Development in Down Syndrome", *Developmental Disabilities Research Reviews*, Vol. 3, No. 4, 1997, pp. 300-306.

Summerfield Q., Palmer A. R., Foster J. R., et. al., "Clinical Evaluation and Test-Retest Reliability of the IHR-McCormick Automated Toy Discrimination Test", *British Journal of Audiology*, Vol. 28, No. 3, 1994.

Tedeschi A. S., Roizen N. J., Taylor H. G., et. al., "The Prevalence of Congenital Hearing Loss in Neonates with Down Syndrome", *The Journal of Pediatrics*, Vol. 166, No. 1, 2015.

Toga A. W., Thompson P. M., "Mapping Brain Asymmetry", *Nature Reviews Neuroscience*, Vol. 4, No. 1, 2003.

Trecy M. P., Steve M., Martine P., "Impaired Short-Term Memory for Order in Adults with Dyslexia", *Research in Developmental Disabilities*, Vol. 34, No. 7, 2013.

Valaki C. E., Maestu F., Simos P. G., et. al., "Cortical Organization for Receptive Language Functions in Chinese, English, and Spanish: A Cross-Linguistic Meg Study", *Neuropsychologia*, Vol. 42, No. 7, 2004.

Vicari S., Bates E., Caselli M. C., et. al., "Neuropsychological Profile of Italians with Williams Syndrome: An Example of A Dissociation Between Language and Cognition?", *Journal of the International Neuropsychological Society*, Vol. 10, No. 6, 2004.

Waugh N. C., Norman D. A., "Primary Memory", *Psychological Review*, Vol. 72, No. 2, 1965.

Westerhausen R., Bless J. J., Passow S., et. al., "Cognitive Control of Speech Perception Across the Lifespan: A Large-Scale Cross-Sectional Dichotic Listening Study", *Developmental Psychology*, Vol. 51, No. 6, 2015.

Xavier L. D., Edgin J. O., Charles B., et. al., "Assessment of Cognitive Scales to Examine Memory, Executive Function and Language in Individuals with Down Syndrome: Implications of a 6-month Observational Study", *Frontiers in Behavioral Neuroscience*, Vol. 9, 2015.

Zeisel S. A., Roberts J. E., "Otitis Media in Young Children With Disabilities", *Infants & Young Children*, Vol. 16, No. 2, 2003.

附　　录

附录1　纯音测听结果记录表

姓名: _____ 性别: _____ 出生年月: _____

助听设备: 左耳_____ 右耳_____

听力计型号: _____ 测试环境本底噪声: _____ dB（A）

强度单位: □ dB SPL　　□ dB HL

给声方式: □ 压耳式　　□ 插入式　　□ 声场

测试方法: □ 纯音测听　□ 游戏测听　□ 视觉强化　□ 行为观察

测试音: □ 纯音　　□ 转音　　□ 窄带噪声　□ 其他: _____

左耳　　　　　　　　　　　右耳

听阈（dB）

频率（Hz）　　　　　　　　频率（Hz）

平均听阈（0.5k/1k/2k/4kHz）

左耳: _____

右耳: _____

听阈	气导		骨导		助听听阈
	未掩蔽	掩蔽	未掩蔽	掩蔽	
左	×	□	>	]	◇
右	○	△	<	[	◇

备注: _____

测度者: _____ 测试日期: _____

附录 2　语音识别能力评估材料（全）

序号	对比音位	测试词	测试音	18 项音位对比内容
1	b/p	包/抛	bāo/pāo	送气塞音与不送气塞音
2	t/d	套/稻	tào/dào	送气塞音与不送气塞音
3	g/k	菇/哭	gū/kū	送气塞音与不送气塞音
4	j/q	鸡/七	jī/qī	送气塞擦音与不送气塞擦音
5	zh/ch	猪/出	zhū/chū	送气塞擦音与不送气塞擦音
6	z/c	字/刺	zì/cì	送气塞擦音与不送气塞擦音
7	h/k	河/壳	hé/ké	塞音与擦音
8	b/f	杯/飞	bēi/fēi	塞音与擦音
9	j/x	鸡/吸	jī/xī	塞擦音与擦音
10	zh/sh	猪/书	zhū/shū	塞擦音与擦音
11	s/z	四/字	sì/zì	塞擦音与擦音
12	b/m	包/猫	bāo/māo	塞音与擦音
13	n/d	闹/稻	nào/dào	塞音与擦音
14	h/-	河/鹅	hé/é	擦音与无擦音
15	t/p	套/泡	tào/pào	不同构音部位的送气塞音
16	k/p	铐/泡	kào/pào	不同构音部位的送气塞音
17	t/k	套/铐	tào/kào	不同构音部位的送气塞音
18	b/d	包/刀	bāo/dāo	不同构音部位的不送气塞音
19	b/g	包/高	bāo/gāo	不同构音部位的不送气塞音
20	d/g	刀/高	dāo/gāo	不同构音部位的不送气塞音
21	z/zh	紫/纸	zǐ/zhǐ	舌尖前音与舌尖后音
22	ch/c	出/粗	chū/cū	舌尖前音与舌尖后音
23	s/sh	四/室	sì/shì	舌尖前音与舌尖后音
24	an/ang	蓝/狼	lán/láng	前鼻韵母与后鼻韵母
25	in/ing	心/星	xīn/xīng	前鼻韵母与后鼻韵母
26	uan/uang	船/床	chuán/chuáng	前鼻韵母与后鼻韵母
27	i/in	吸/心	xī/xīn	鼻韵母与无鼻韵母
28	i/ing	吸/星	xī/xīng	鼻韵母与无鼻韵母

序号	对比音位	测试词	测试音	18 项音位对比内容
29	iɑ/iɑo	家/浇	jiɑ̄/jiɑ̄o	三元音、双元音与单元音
30	iɑ/i	家/鸡	jiɑ̄/jī	三元音、双元音与单元音
31	i/u	一/乌	yī/wū	前元音与后元音
32	ɑ/i	拔/鼻	bɑ́/bí	高元音与低元音
33	u/i	雨/椅	yǔ/yǐ	圆唇音与非圆唇音
34	一声与二声	蛙/娃	wā/wá	一声与二声
35	一声与三声	蛙/瓦	wā/wǎ	一声与三声
36	一声与四声	蛙/袜	wā/wà	一声与四声

附录3　语音识别能力评估材料——
2个单音节词（部分）

序号	识别刺激	探测刺激	按键反应	备注
1	bao1	dao1	3	
2	rou4	rou4	1	练习
3	shu4	shu3	3	
4	jia1	ji1	3	
5	bao1	bao1	1	
6	pao4	pao4	1	
7	mao1	mao1	1	
8	pao1	pao1	1	
9	lan2	lan2	1	
10	lang2	lang2	1	
11	gu1	gu1	1	
12	ke2	ke2	1	正式实验
13	ku1	ku1	1	
……	……	……	……	按键"1"表示识别刺激和探测刺激是一样的；按键"3"表示识别刺激和探测刺激是不一样的；下同。
28	tao4	dao4	3	
29	zhu1	chu1	3	
30	bei1	fei1	3	
31	zhu1	shu1	3	
32	jia1	jiao1	3	
33	yi1	wu1	3	
34	ba2	bi2	3	
35	yu3	yi3	3	
36	wa1	wa2	3	

附录4　项目短时记忆评估材料——
4个单音节词（部分）

序号	识别刺激		探测刺激		按键反应	备注
1	jia1	tao4	jia1	tao4	1	练习
2	jia1	mao1	jia1	bao1	3	
3	rou4	shu1	rou4	shu3	3	
4	jia1	tao4	ji1	tao4	3	
5	jia1	cu1	jia1	cu1	1	正式实验
6	chu1	xing1	chu1	xing1	1	
7	xin1	chuang2	xin1	chuang2	1	
8	chuan2	pao4	chuan2	pao4	1	
9	gao1	qi1	gao1	qi1	1	
10	tao4	zi3	tao4	zi3	1	
11	nao4	yu3	nao4	yu3	1	
12	he2	gao1	he2	gao1	1	
13	dao1	pao4	dao1	pao4	1	
……	……	……	……	……	……	
28	dao4	ji1	tao4	ji1	3	
29	chu1	qi1	zhu1	qi1	3	
30	fei1	xing1	bei1	xing1	3	
31	zhu1	lu4	shu1	lu4	3	
32	bao1	zi3	bao1	zhi3	3	
33	ku1	yi1	ku1	wu1	3	
34	pao4	ba2	pao4	bi2	3	
35	mao1	yu3	mao1	yi3	3	
36	pao1	wa1	pao1	wa4	3	

附录 5　项目短时记忆评估材料——
6 个单音节词（部分）

序号	识别刺激			探测刺激			按键	备注
1	jia1	tao4	mao1	jia1	tao4	mao1	1	
2	jia1	mao1	bi2	jia1	bao1	bi2	3	练习
3	rou4	shu1	e2	rou4	shu3	e2	3	
4	jia1	tao4	bao1	ji1	tao4	bao1	3	
5	jia1	yi1	pao4	jia1	yi1	pao4	1	
6	chu1	chuang2	kao4	chu1	chuang2	kao4	1	
7	xin1	pao4	dao4	xin1	pao4	dao4	1	
8	chuan2	kao4	ke2	chuan2	kao4	ke2	1	
9	gao1	fei1	dao4	gao1	fei1	dao4	1	
10	tao4	ke2	pao4	tao4	ke2	pao4	1	
11	nao4	gao1	xin1	nao4	gao1	xin1	1	
12	he2	pao4	dao4	he2	pao4	dao4	1	
13	dao1	xin1	shi4	dao1	xin1	shi4	1	正式实验
……	……	……	……	……	……	……	……	
28	zhu1	nao4	pao4	chu1	nao4	pao4	3	
29	bei1	zhu1	xin1	fei1	zhu1	xin1	3	
30	lan2	bao1	dao4	lang2	bao1	dao4	3	
31	xi1	zi4	tao4	xing1	zi4	tao4	3	
32	ke2	shi4	dao1	ke2	shi4	bao1	3	
33	ku1	lu4	zi3	ku1	lu4	zhi3	3	
34	ji1	nao4	ba2	ji1	nao4	bi2	3	
35	qi1	bao1	yu3	qi1	bao1	yi3	3	
36	xing1	mao1	wa1	xing1	mao1	wa4	3	

附录6　顺序短时记忆评估材料——
4个单音节词（部分）

序号	识别刺激		探测刺激		按键反应	备注
1	jia1	tao4	jia1	tao4	1	
2	rou4	mao1	mao1	rou4	3	练习
3	ba2	tao4	tao4	ba2	3	
4	bao1	jia1	bao1	jia1	1	
5	pao4	chu1	pao4	chu1	1	
6	mao1	xin1	mao1	xin1	1	
7	pao1	chuan2	pao1	chuan2	1	
8	lan2	yi3	lan2	yi3	1	
9	lang2	wa2	lang2	wa2	1	
10	gu1	wa3	gu1	wa3	1	
11	ke2	gao1	ke2	gao1	1	
……	……	……	……	……	……	
28	gao1	si4	si4	gao1	3	正式实验
29	xin1	zhu1	zhu1	xin1	3	
30	chuan2	bao1	bao1	chuan2	3	
31	si4	xi1	xi1	si4	3	
32	jiao1	dao1	dao1	jiao1	3	
33	wu1	chu1	chu1	wu1	3	
34	bi2	chuan2	chuan2	bi2	3	
35	yi3	xi1	xi1	yi3	3	
36	wa2	jia1	jia1	wa2	3	

附录7 顺序短时记忆评估材料——
6 个单音节词（部分）

序号	识别刺激			探测刺激			按键	备注
1	jia1	rou4	mao1	jia1	mao1	rou4	3	
2	mao1	jia1	bi2	mao1	jia1	bi2	1	练习
3	ba2	tao4	bao1	tao4	ba2	bao1	3	
4	chuang2	ke2	jia1	chuang2	ke2	jia1	1	
5	pao4	ku1	chu1	pao4	ku1	chu1	1	
6	kao4	ji1	xin1	kao4	ji1	xin1	1	
7	dao4	qi1	chuan2	dao4	qi1	chuan2	1	
8	ke2	xing1	gao1	ke2	xing1	gao1	1	
9	gao1	zhi3	tao4	gao1	zhi3	tao4	1	
10	pao4	shu1	cu1	pao4	shu1	cu1	1	
11	xin1	zi3	he2	xin1	zi3	he2	1	
12	dao4	ci4	yi1	dao4	ci4	yi1	1	
13	shi4	lu4	tao4	shi4	lu4	tao4	1	正式实验
……	……	……	……	……	……	……	……	
28	kao4	gao1	zi4	gao1	kao4	zi4	3	
29	gao1	dao4	nao4	dao4	gao1	nao4	3	
30	pao4	si4	chu1	si4	pao4	chu1	3	
31	xin1	wa2	dao1	wa2	xin1	dao1	3	
32	nao4	yu3	zi4	nao4	zi4	yu3	3	
33	bao1	pao4	si4	bao1	si4	pao4	3	
34	mao1	chuang2	jia1	mao1	jia1	chuang2	3	
35	wa1	xin1	jiao1	wa1	jiao1	xin1	3	
36	jia1	rou4	mao1	jia1	mao1	rou4	3	

后　记

　　2013年我进入华东师范大学言语听觉康复科学专业读硕士，师从刘巧云教授。攻读硕士学位期间，我非常荣幸地参与了刘教授立项的国家社科重点项目——学前特殊儿童汉语语言治疗标准研究，作为刘教授团队中的一员，在她的指导下了解了做科研的基本思路，也是在这个过程中机缘巧合地开启了自己与唐氏综合征儿童的缘分。我相对独立地开展的第一个研究是探究汉语唐氏综合征儿童词汇理解能力的特征，从前期设计、预实验到正式实验、数据分析、撰写初稿，经历了多次改稿后才见刊，但是这一阶段是我开展科研工作的启蒙阶段，为后续研究奠定了基础。

　　2015年我很幸运地申请上了直博的机会，师从黄昭鸣教授，继续在言语听觉康复科学专业学习。与大多数博士研究生一样，我经历了一个漫长又纠结的研究主题的选定阶段。在这个阶段，我曾考虑过转变研究方向，更换研究对象，之所以有这样的想法，主要原因如下：一是随着产前唐筛检查的普及，唐氏综合征儿童的发病率逐渐降低，在特殊教育学校很难找到足够数量的研究对象；二是在特殊教育及教育康复研究领域，对唐氏综合征儿童的研究已不再是热点。上述两个原因困扰着我，让我摇摆不定。深思熟虑后，我最终还是决定继续研究这个群体的语言能力。因为一所特殊教育学校的唐氏儿童数量不够，可以去多所学校，一个城市的研究对象数量不够，可以去多个城市。另外，不是研究热点，并不代表不是研究重点，也不代表对这一群体的研究已经相对成熟。硕士阶段的研究结果表明汉语唐氏综合征儿童词汇理解能力的发展落后于其认知能力的发展，然而，没有进一步探究哪些因素导致了上述结果。词汇理解涉及的语音加工过程概括为"听觉感受（察知）、语音识别、语音输入缓冲、语音输入词典和词汇语义系统"多个阶段，到底哪个环节导致了这一群体的词汇理解能力落后于其认知能力？是否可以通过干预策略提升唐氏综合征儿童的词汇理解能力？这两个问题指引着我，让我决定继续在这个领域深耕。书中的内容是对上述两个问题较为完整的答案。

本书是我近年来对唐氏综合征儿童词汇理解能力特征、影响因素和干预策略研究的一些粗浅的认识，希望能通过本书和更多的专家学者交流、探讨，为进一步促进唐氏综合征儿童语言能力的干预探求科学、有效的方法。希望借助本书的出版，激起特殊教育及教育康复领域对唐氏综合征儿童这一群体更多的关注，为唐氏综合征儿童的教育和康复提供更好的支持。

书中数据的顺利采集离不开多所学校、幼儿园和多名孩子的支持。感谢温州市特殊教育学校、上海市静安区启慧学校、上海市普陀区启星学校、上海市启英幼儿园和上海市静安区小小虎幼稚园！感谢参与实验的一百多名可爱的孩子们，谢谢你们陪我度过了一段难忘的岁月，愿你们被世界温柔以待，愿你们平安、快乐地成长！

感谢培养我的华东师范大学及康复科学系的全体老师们，尤其感谢杜晓新教授、黄昭鸣教授、刘巧云教授，以及给予我多次帮助的赵航老师。各位老师就像灯塔，为我日后的教学工作和学术研究照亮了前路；更是我人生道路上珍贵的指引者，让我坚持初心，不断提升！老师们严谨细致的工作态度，不断创新的品质和持之以恒的精神，始终敦促着我，让我不停前进！

本书能够顺利出版，我由衷地感谢中华女子学院各位校领导及院系领导和同事的关心与帮助，他们给我创造了安心从事教学与科研工作的良好环境，让我能够完成此专著。特别感谢周应江教授、藏海群教授和叶亮老师的帮助，以及中国社会科学出版社郭如玥编辑的帮助！

同时也要感谢我的家人。感谢先生多年的陪伴与支持，一直鼓励我为梦想奋斗；感谢两个可爱的女儿，你们让我觉得生活充实又美好；感谢婆婆对这个小家的照顾，让我有更多时间和精力完成本书的写作；感谢父母的殷切期望，给了我不断前行的动力、不断探索的勇气。

最后感谢在本书写作过程中提到的所有文献作者，是他们的科研工作为我的研究开辟了道路，指明了方向。

林　青

2023 年 10 月 2 日